＼なるほど漢方！／

冷え症を治す！

女性の悩みにやさしい漢方

医学博士
原田智浩

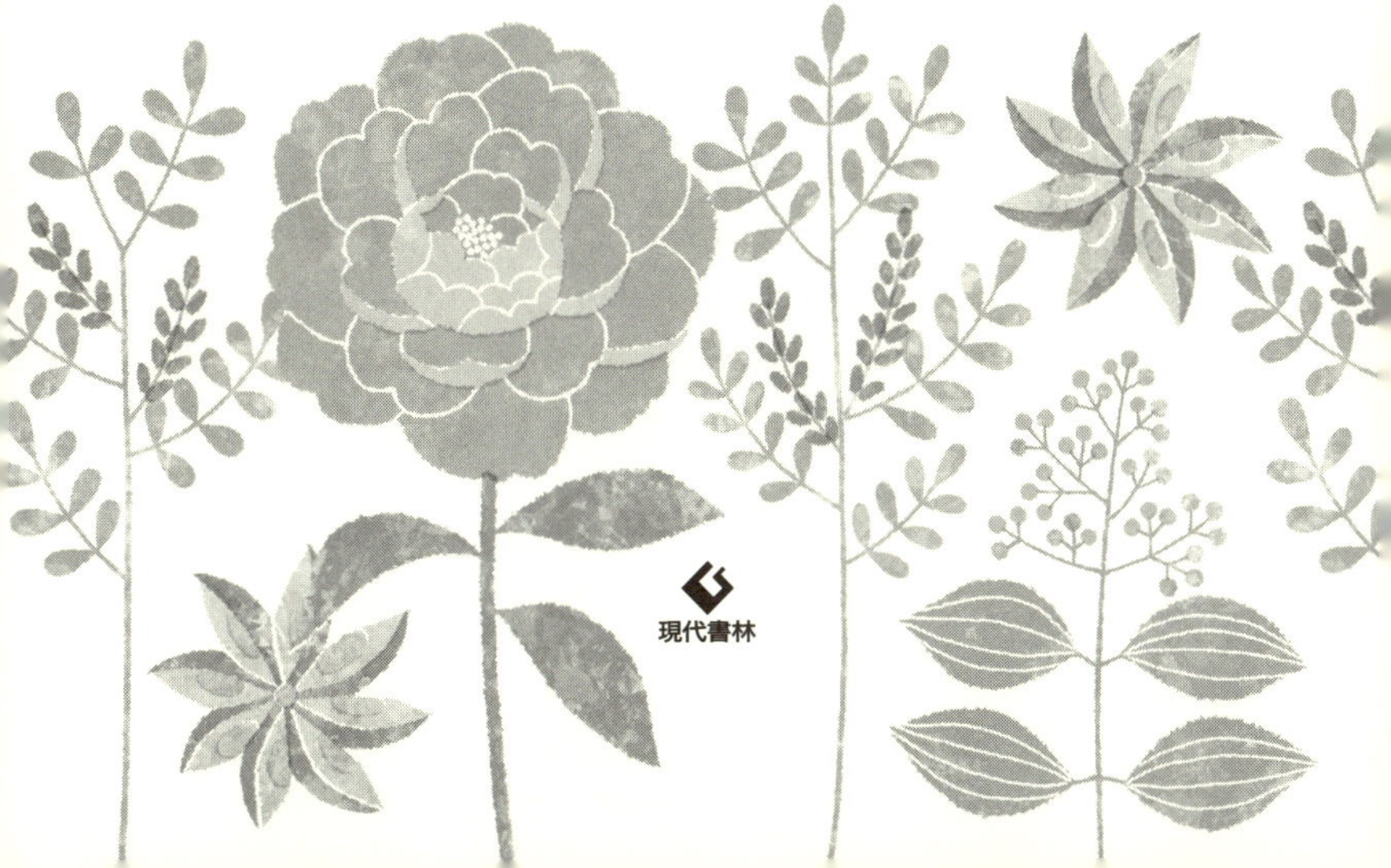

現代書林

はじめに――体の中からきれいにする漢方術

近年「女性が輝ける社会」がもてはやされる時代になっています。そのような魅力あふれるフレーズのもと、多くの女性たちが幅広い分野で颯爽《さっそう》と活躍されています。まさに憧れの存在です。

しかし本当にそのように美しく輝く女性ばかりなのでしょうか。本当はかっこうよく輝いていたいのに、社会や家庭でストレスを抱えて、心や体にゆがみが生じてしまい、病院に行かれる方々がたくさんいらっしゃいます。

でも病院からは、自律神経失調症、更年期障害などの病名をいただくばかり、悩みは残され、良くなりません。

じつは現代の医療では、まず、悩みが心にあるのか体にあるのか分けて考えます。体の問題であれば、内臓ごとに細かく考え、病名をさがします。まるでパズルのようです。その結果、標準的なわく組みの中におさまればすっきりするのですが、病名がつきにくい場合は、悩みが深くても相手にされなくなります。これが西洋医学の欠点です。

では漢方はどうでしょうか。東洋医学では「心と体はいつも一緒」と考えます。もちろん病名にもこだわりません。人はゆがみのない調和のとれた存在であることが理想とされています。その独特な考え方に、驚くべき効果が秘められています。漢方は確かに古い医学ですが、現代を生きる私達にとって画期的な目新しい医学といえます。そう考えると西洋医学だけを最先端医療と信じて、これを利用しない手はなさそうです。

漢方というと、白い髭をはやした仙人のような、お爺さん先生が行っているようなイメージを持つ方もいるようです。私も患者さんに「本物の漢方の先生を紹介してください」と言われたことがあります。

2008年にはじめて病医院の看板に「漢方内科」の標榜が認められ、相次ぎ全国で見られるようになりました。が、その中身については、まだまだ十分認知されていないようです。

そんな中で当院は2008年6月に、東洋医学（漢方）と西洋医学を同時に行うことを本意として開院しました。
ところで我が国の漢方薬には、エキス剤と煎《せん》じ薬の二つがあることをご存知でしょうか。エキス剤とは、大手メーカーの供給する顆粒状の漢方薬のことで、町の薬局でもお馴染みです。一方、煎じ薬とはお茶のように煮だす漢方薬のことで、本来『本格漢方』とはこの煎じ漢方までを含みます。これを利用すると治療の幅が広がり、改善の可能性が広がります。そのため当院ではエキス剤に加え、煎じ薬を扱っています。全国の病医院、薬局ではこれを自費で処方しているところがほとんどですが、当院では今のところすべて健康保険で維持しています。

さて最近、この『本格漢方』により素敵な女性に変わられた方がいますのでご紹介しましょう。この方の心はいつも不安いっぱい。パニックにもなってしまうため、電車にも乗れず、映画館にも入れません。食事をするとお腹が張ってしまい、いつも吐いていました。いくつかの病院では心臓病が疑われたり、不安やうつのお薬が処方されたこともありました。でもなかなか良くならず、160センチ弱の身長にして、体重が31キロまで落ちてしまいました。そこで当院でエキス、そして煎じ薬で本格的な漢方治療を行うことになりました。

この方、6年経った今どうなられたでしょう……。

じつは「漢方薬のおかげで、心も体も安定してきました」と素敵な笑顔でおっしゃるようになりました。食事のときのおなかの症状も減り、体重も40キロまで戻っています。さらに「自分を救ってくれた漢方についてもっと知りたい」と、薬膳《やくぜん》の勉強をはじめ、ついには資格試験にパスしてしまいました。今これを生活に生かそうと、一生懸命勉強しています。生活面でも、頼りになる娘さんと二人で頑張っています。

あれほど虚弱であった方が元気になられ、合格証まで見せに来ていただけました。医者冥利《みょうり》に尽きるとはこのことです。まさにこの方は『本格漢方』によって、心も体も元気になり、明るい未来が開けた女性といえるでしょう。

漢方医療は「体の中から美しくなるための医療」です。そのような数々の奇跡の治療を、ぜひ貴方にも紹介したいと思います。

なお、本書では第1章を漢方知識の基本編、第2章以降を症例編といたしました。

西洋医学とは違う漢方の考え方、とらえ方についてお知りになりたい方は冒頭からお読みいただき、冷え症ほか具体的な症状でお困りの方は第2章からお読みいただいても理解できるよう工夫したつもりです。

長年の体調不良、慢性症状でお悩みの方の一助になれば、著者としてこれにまさる喜びはありません。

第1章 不調はゆがみの現れです

第2章 冷え症に悩む方に

第3章

胃腸が弱くて太れない方に

第4章

便秘、お腹の張り、ガスに困っている方に

第1章

不調はゆがみの現れです

「木を見る医療」と「森を見る医療」

「木を見る医療」と「森を見る医療」。

日本には、この二つの医療があると言うと、皆さんはふしぎに思うでしょうか。「木を見る医療」とは、一般の医療機関で行っている「西洋医学」に基づいた医療のこと。一方の「森を見る医療」とは、伝統医学でもある「東洋医学」による医療のことです。

欧米で発達した西洋医学は、江戸期にオランダから日本にもたらされました。明治期以降はドイツ、最近ではアメリカ医学を中心に展開されており、日本に入ってから現在に至るまで、一貫して日本の医療の中心を担っています。

それに対して東洋医学は、広くはインドの「アーユルヴェーダ」、イスラム圏で発達した「ユナニ医学」なども含まれますが、日本ではおもに中国で発祥した「中国医学」を指します。これは、現代の中国でいまも、伝統の医学として引き継がれています。

中国医学は古い時代に日本に伝来し、我が国独自の変貌を遂げて「漢方医学」という伝統医学に発展しました。

冒頭書いたように、西洋医学は人体を1本の木としてとらえ、その細かい変化を観察するものです。病気を胃腸、心臓、肺などといった臓器別に分析し、臓器からそれを構成する細胞へ、さらに遺伝子へと、どんどんミクロの世界に関心を深めています。それはあたかも、虫眼鏡を持ったシャーロックホームズが、事件の真犯人を探すような作業です。

私の元同僚に、こんなことを言った医師がいました。

「僕は小さい頃、大人になったら探偵になるのが夢だった。だからいま、医者になって探偵業をやっているんだ」と。面白い発想だと思いました。この発想は、虫眼鏡で犯人（病気の原因）を捜す西洋医学の特徴をよく言い当てています。

一方東洋医学は「森を見るように」人体を観察します。つまり人を丸ごと受け入れ、大まかな変化を感じとるのです。この点西洋医学とはとらえ方が異なります。人体に起きる変化も、森羅万象《しんらばんしょう》の変化の一つととらえて対処するのが、東洋医学なのです。

私は大学病院などで西洋医学を実践するかたわら、日本で最初にできた漢方専門医療機関「金匱会診療所《きんきかいしんりょうじょ》」（東京八重洲）で師・山田享弘所長につき、伝統的な漢方医学を基礎から勉強してきました。そこから学んだのは、西洋医学とはまったく違う、病気へのアプローチの方法でした。

西洋医学と漢方医学はそれぞれによさがあり、互いに補完し合うものです。私がめざしているのは、この二つの医療を融合した、「木を見て、森を見る医療」です。それこそがいま求められている医療ではないかと思っています。

健康な状態は、きれいな円の形と考える

二つの医療の間では、健康や病気のとらえ方も大きく異なります。不調を感じたとき、西洋医学ではまず検査をして原因を探し出し、それに対して病名がつきます。原因がわからず病名がつかなければ、とりあえず病気ではないことになり、治療もありません。

それに対して漢方医療では、まったく違うとらえ方をします。あたかも森の変化を見るように、人体の変化を見るのです。

もしあなたが遠くの森を眺めていて、森に変化を感じたとしたら、その変化はどのようなものでしょうか。1本1本の木の様子でしょうか。木々の色でしょうか。きっとそうで

はないと思います。それらを全部ひっくるめて、森全体が何となく変わった、いつもと違う、元気がない……そんな漠然とした変化ではないでしょうか。

この、漠然としながらも変化が生じた様子を、私は「ゆがみ」と表現しています。

森も人体も、本来のあるべき姿とは、ゆがみのない、きれいな円の形をしています。人体はよく小宇宙にたとえられますが、小宇宙はすべての調和がとれた、ゆがみのない、完璧な世界です。中国の古い医書でも、人体は「肝《かん》、心《しん》、脾《ひ》、肺《はい》、腎《じん》」の5つの臓器が関連し調和することを想定しています。この調和がまさに健康であり、形にすれば、いびつのない円の形になると思われます。

そこに生じるゆがみという変化は、古くは「気の流れ」「毒素」によって生じると説明されていました。調和を壊すものであり、不自然な兆候を示唆するものです。つまりゆがみは体調の悪さをそのまま表しているのです。

ゆがみは、最初は小さなものかもしれません。しかし、時間をかけて、しだいに大きくなってきます。そして大きなゆがみとして際立つようになったものが病気であると、私は解釈しています。

円とゆがみの関係。これが、漢方医学を理解する一つのキーワードになると思います。

漢方における病気とは、ゆがみである

ゆがみにはいろいろなゆがみ方がありますが、大きく二つのタイプに分類できます。外側にはみ出すもの（突出）と、内側にへこむもの（くいこみ）です。はみ出しは、円の状態からモノが過剰になってゆがんだ状態。へこみは、円の状態からモノが不足してゆがんだ状態です。はみ出しにしてもへこみにしても、ゆがみが大きければ大きいほど、病態は重症です。

過剰・不足によって起きる病気は、西洋医学でもあります。わかりやすいのは、糖尿病や高コレステロール血症などでしょう。糖尿病は糖分が血液中に過剰になった状態、高コレステロール血症は、脂質が過剰になった状態です。また肥満も、脂肪や体重が過剰な状態で、突出型のゆがみといえます。

一方、不足によって起きる病気には、認知症、うつ病、パーキンソン病などがあります。いずれも脳の中の神経伝達物質が不足する病気で、認知症は主にアセチルコリン、うつ病

円とゆがみ

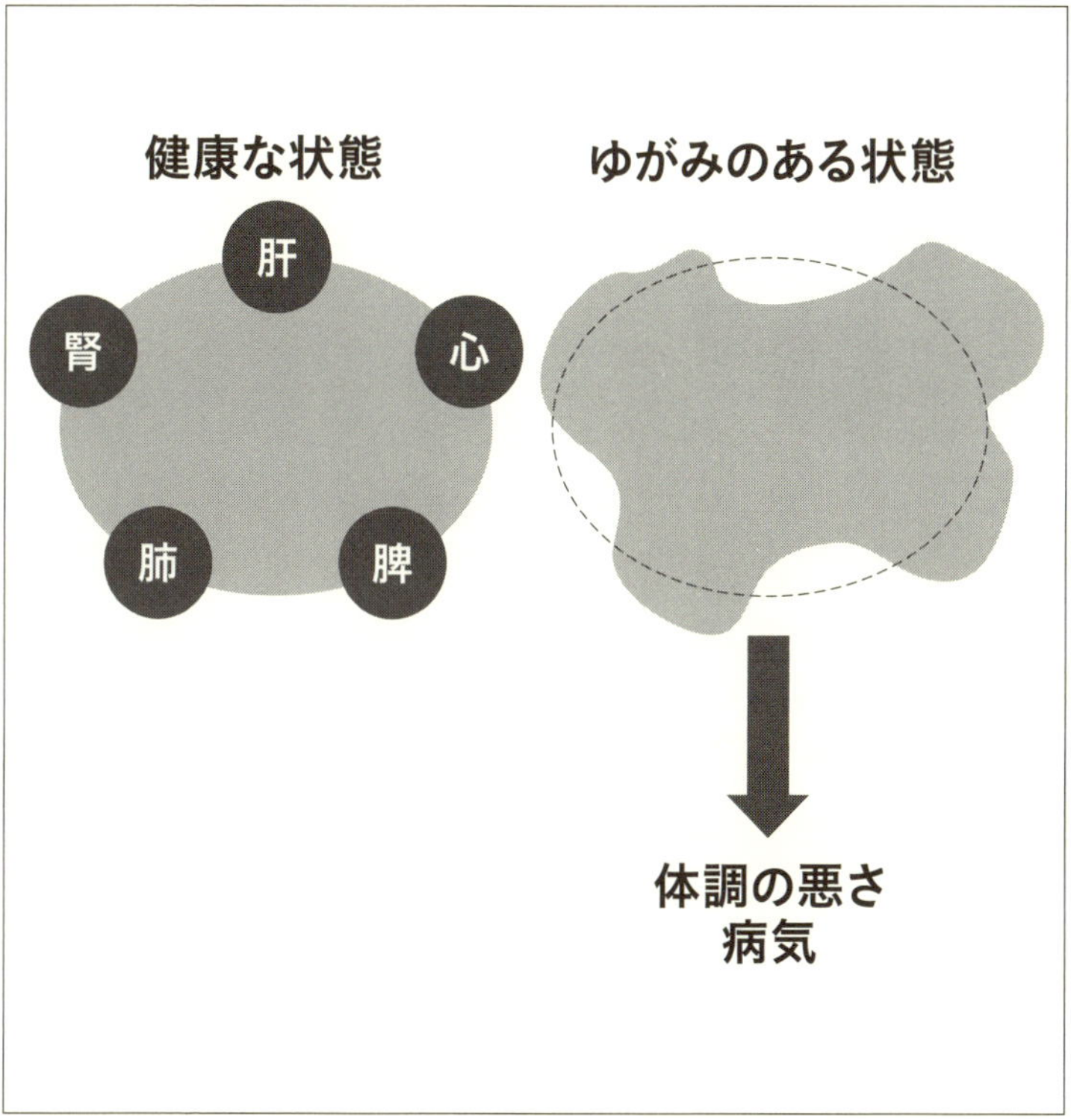

5つの臓器が調和した健康の状態は「円」の形といえます。しかし変化が生じると、「ゆがみ」が生じます。ゆがんでいる状態が体調の悪さであり、時間をかけてでき上がったのが病気です。

はみ出しとへこみ

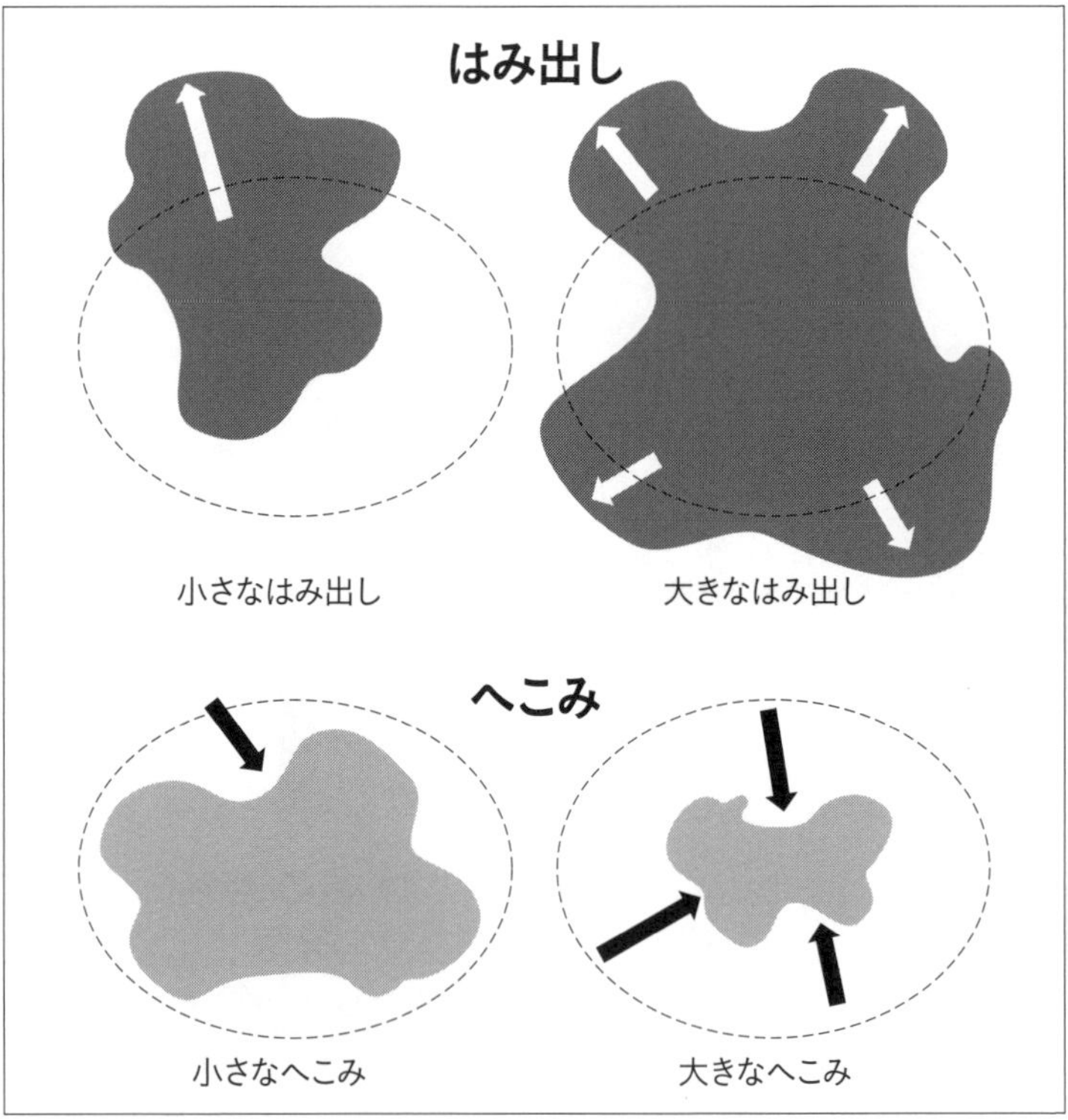

ゆがみの形は、大きく外側にはみ出したものは、モノが過剰になることによってゆがんだ状態です。一方、内側にへこんだものは、モノが不足することによってゆがんだ状態です。

漢方による治療のイメージ

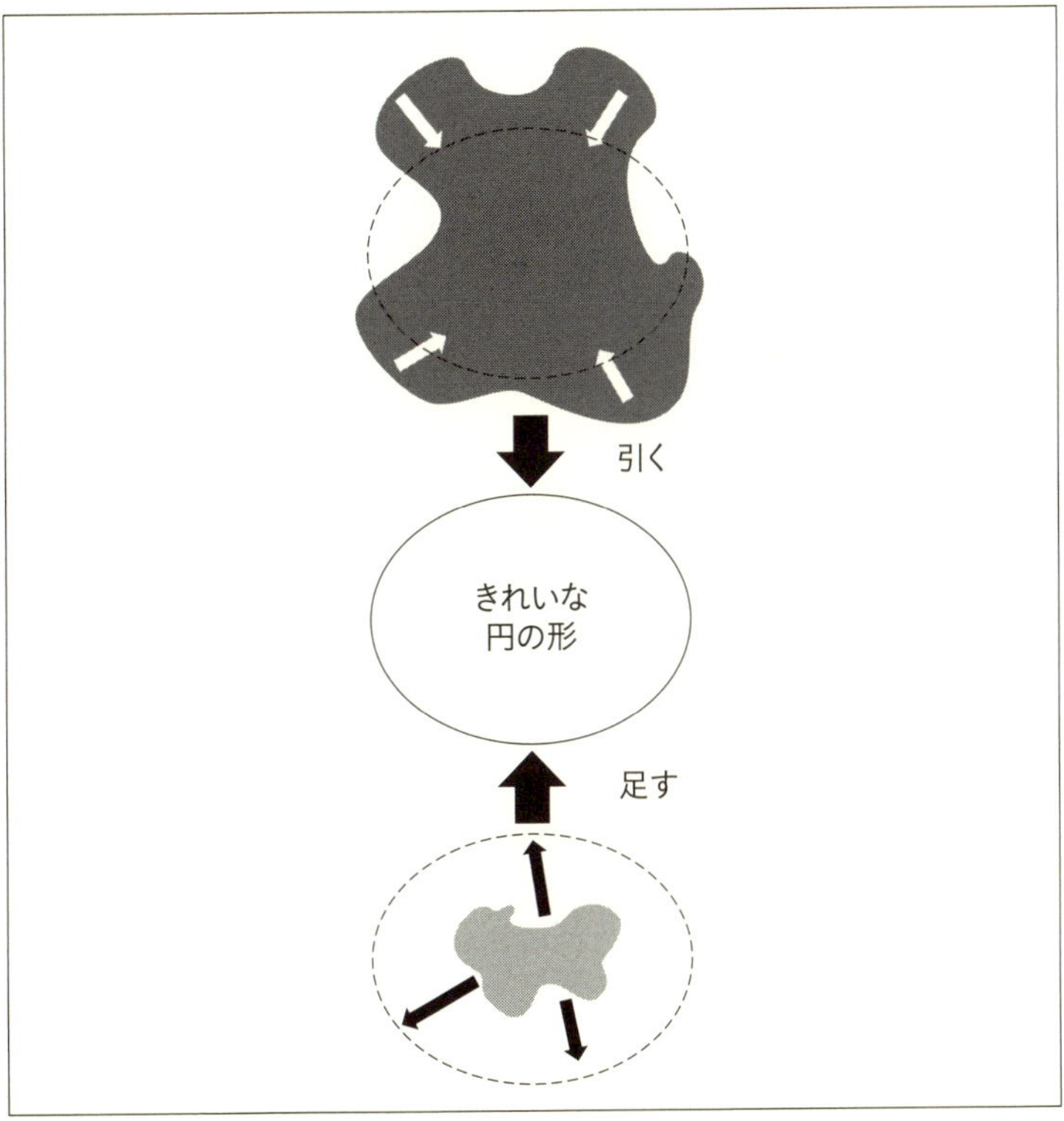

はみ出し型のゆがみの治療は、過剰な部分を減らすことです。へこみ型のゆがみは足りない部分を補うことです。足し算と引き算によって、本来あるべき円形に近づけることが治療の基本です。足す治療を「補《ほ》」、引く治療を「瀉《しゃ》」といいます。

はセロトニン、パーキンソン病ではドーパミンの不足によるものです。これらは、漢方流でいうと、へこみ型ゆがみの病態です。

患者さんが診察室に入って来られたとき、いろいろなことを訴えてきます。おそらくご本人にも、ご自分の状態がよくわからず、モヤモヤしているのだと思います。そのとらえどころのない状態を、私たち医師は何とか理解しようとします。いったい、患者さんのどこが、どれくらいはみ出しているのか。あるいはへこんでいるのか。

そのゆがみを判断するのが私たち漢方医です。その判断の基準になるものさしが、漢方には用意されています。それは、独特のものさしです。

体のバランスを測る5つのものさし

漢方のものさしは、じつに抽象的です。したがってそれを理解するには、たくさんの経験を必要とします。漢方を理解するために必要な知識なので、基本的なことをお話ししましょう。

漢方では、変化の様子（ゆがみの状態）を把握するために、5つのものさしを用います。それは「証《しょう》」といわれ、体質や病気の状態を理解するために、❶虚実《きょじつ》 ❷陰陽《いんよう》 ❸表裏《ひょうり》 ❹寒熱《かんねつ》 ❺気血水《きけつすい》などの目安を用います。見てわかるとおり、❶〜❹は対語になっています。漢方ではこのように、すべての事象を相反する二つの概念で体のバランスの具合をとらえるのです。それぞれを簡単に説明しましょう。

❶虚実《きょじつ》……元気の度合いを表します。体格がよく、元気のある様子が「実《じつ》」、やせ衰えて元気がしぼんでいる様子が「虚《きょ》」です（あるいは、円とくらべ「はみ出し」ている様子を「実」、「へこみ」の様子を「虚」と考えます）。

❷陰陽《いんよう》……状態の様子を表します。「陽《よう》」は動きがあり、熱や明るさの度合いが強い状態、「陰《いん》」は静かで、冷たく、暗さを伴う状態です。虚実《きょじつ》と合わせて、しばしば「陽実《ようじつ》」「陰虚《いんきょ》」などと表現します。「陽実」は体格がよく、活動的でエネルギッシュな様子、「陰虚」はやせて活力に乏しく、静かな様子です。

❸表裏《ひょうり》……体の部位を表します。人体を穴の開いた「ちくわ」に見立てると、「ちくわ」の表面は「表」であり、穴は「裏」です。これを人体に当てはめると、体表面

は「表《ひょう》」であり、臓器、とりわけ胃腸を「裏《り》」と言います。また、陽の当たる背中を「表」、影になる腹側を「裏」とすることもあります。体のどこに病巣があるかを見分けるときに使います。

❹寒熱《かんねつ》……体内の熱の度合いです。西洋医学では、発熱という意味で「熱」はありますが、「寒」の概念はありません。寒は、東洋医学独特のものです。

❺気血水《きけつすい》……これについては後述します。

体内の熱と寒は、相対的な関係でとらえます。熱分の度合いが高まった状態を「(実《じつ》)熱《ねつ》」とします。発熱したときの状態を思い浮かべるとわかりやすいでしょう。

また漢方ではもうひとつ独特な熱のとらえ方があります。それは熱分の度合いは変わらないけれど、寒の割合が減った結果、相対的に熱分の割合が高まった状態を「虚熱《きょねつ》」といいます。長患いで体液が不足したようなときに生じます。

寒についても同様に、寒の割合が高まった「(実《じつ》)寒《かん》」と、熱分が減った結果相対的に生じた「虚寒《きょかん》」があります。

熱と寒のバランスの相対変化は、体内のゆがみ現象の一つですが、これらは自律神経や

熱と寒

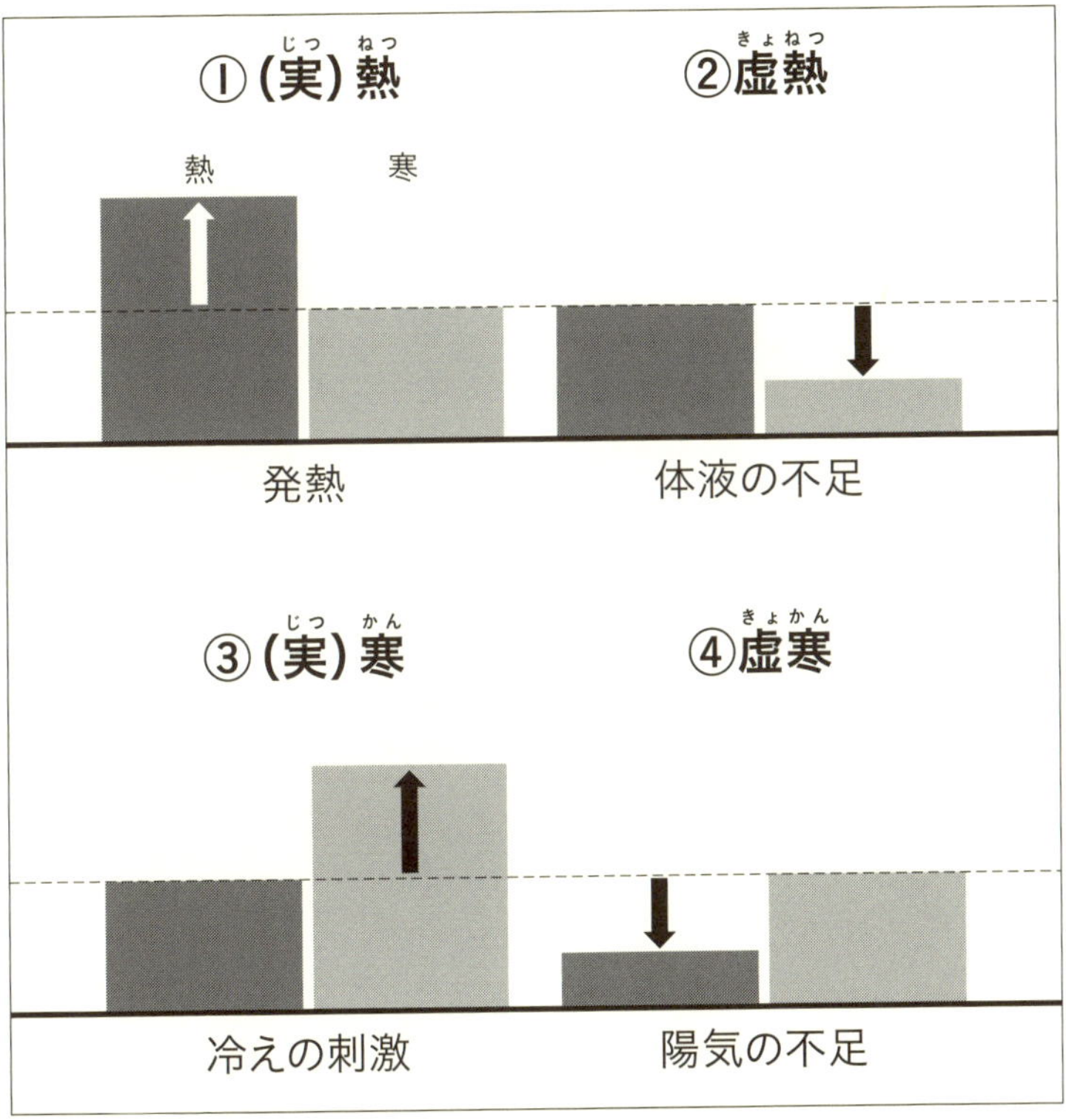

漢方では、体内の熱と寒は相対的な関係と考えます。①のように発熱し熱の度合いが高くなっているものを(実)熱とします。一方②のように熱の度合いが変わらなくても、寒の度合いが下がった場合、相対的に熱の割合が高くなると考え、これを虚熱と呼び、①とは別に考えます。寒についても同様にそれぞれ③(実)寒、④虚寒と考えます。これは熱と寒のバランスが悪くなった体内のゆがみです。

ホルモン、年齢的要素が関係して起こります。寒熱のバランスは治療のときに大事になりますので、後述します。

❺の気血水は、以上の四つとはものさしの軸が違うので、それらとは分けて次に説明します。

「気《き》血《けつ》水《すい》」のゆがみが病気をつくる

漢方では、「気血水」は非常に重要な概念です。この三つは、気に導かれるように体内を循環しており、それらが滞ったり不均衡になると、病気になるといわれています。したがって治療も、この気血水のゆがみを補正することを考えます。

気のゆがみ

「気」という言葉は、私たちも日常的によく使います。元気、やる気、病気、気が利く、気づかいなど、あげたらきりがないくらい、「気」のつく言葉は多いでしょう。どうやら

気・血・水

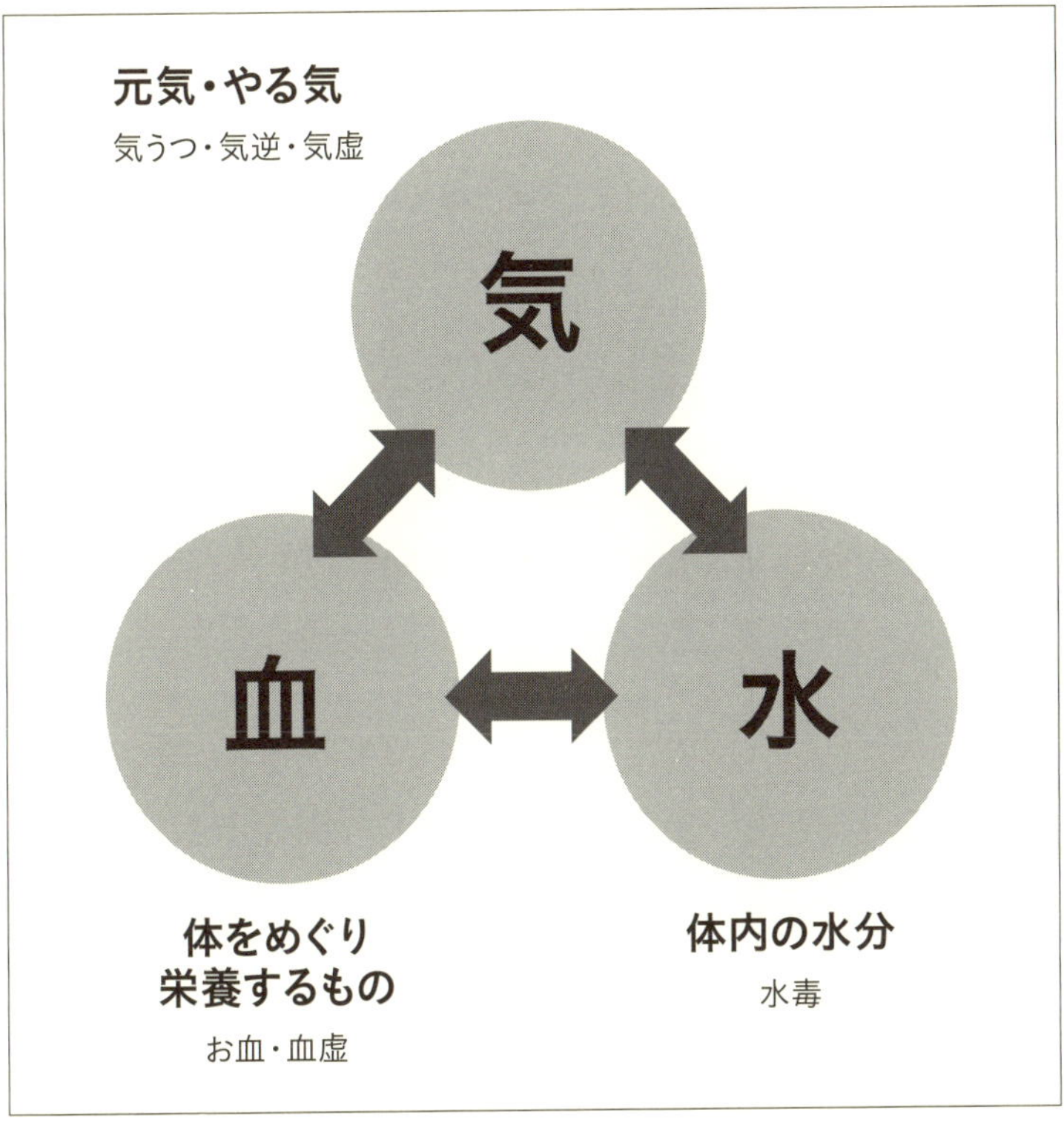

体の恒常性は「気」「血」「水」の3要素により維持されています。元気ややる気の要素である「気」、体をめぐり栄養する「血」、体内の水分の要素である「水」です。

「血」「水」以外のものの存在を感じ、それを「気」と呼んでいたようです。古い時代には、「すべての病気は、気が滞るところに生じる」という考え方があり、これは現代にも通じるものです。

気は、つかみどころのないものです。これをどう解釈するかはむずかしいのですが、西洋医学的には精神面、自律神経、内臓の動き、ホルモン、免疫力、神経を伝達する微量物質などです。目には見えないけれど、心と神経をつかさどる大きなものの存在。そんなイメージでしょうか。

気は「経絡《けいらく》」という道（ルート）を流れていると考えられていますが、この流れがせき止められた状態を「気うつ」といいます。また、せき止められた気があらぬ方向に流れた状態を「気逆《きぎゃく》」といいます。気は経絡に沿って表（体表）と裏（臓器）を行き来しているので、気に異常が生じると、双方に不都合な症状が出てきます。また、元気が不足した状態を「気虚《ききょ》」といいます。

血のゆがみ

血は、文字どおり血液のことで、体をめぐり、栄養するものです。血流の良し悪しは、

お血や血虚の原因

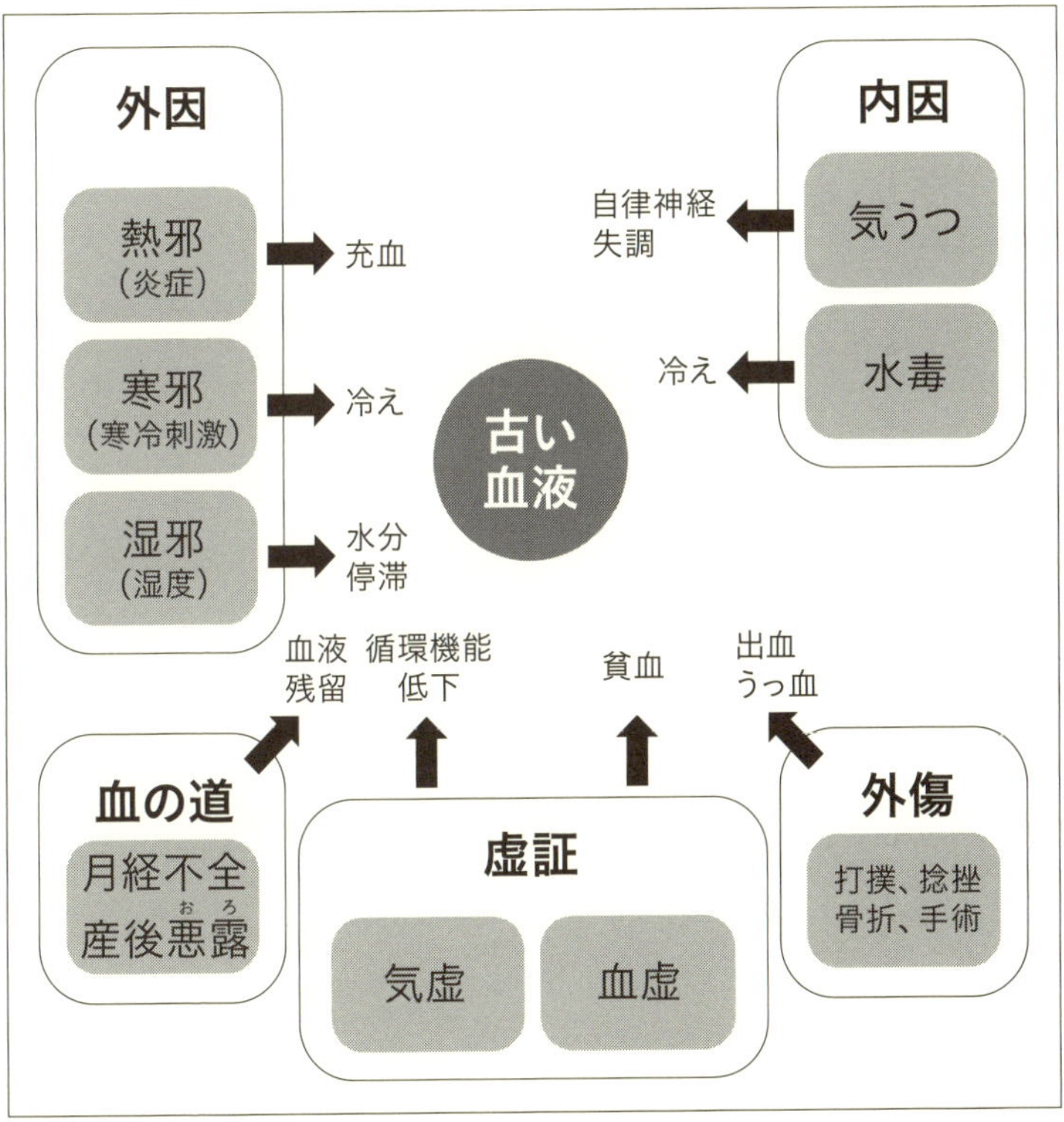

体内外のいろいろな原因により、「血」がゆがみ、「古い血液」がたまります。

西洋医学でも重要視されています。サラサラ流れていれば問題はないのですが、流れにくくなったり、詰まったり、不足した状態をゆがみと考えます。漢方では血分の異常を「お血《けつ》」と「血虚《けっきょ》」という言葉で表現します。「お血」とは「体内に停滞した古い血液」のことですが、まるで暗赤色のブルーベリージャムがたまった状態です。これでは老廃物の回収もできず、新しく栄養に富んだ血液を呼び込むことができません。

「血虚《けっきょ》」は、お血とからんで血流が低下し、貧血のような状態です。これでは細胞に酸素や栄養が届かなくなってしまいます。

血液の汚れや血流の低下は、病気を招く重大な原因になります。

水のゆがみ

水は、血液以外の体内の水分を指します。西洋医学的にいうと、体液、細胞液、リンパ液などにあたります。漢方では、水分は体内でまんべんなく分布していることを前提とし、あふれたり、不足したりする状態を悪い状態と考え、これを水の毒「水毒《すいどく》」と表現します。水があふれた状態は、むくみ（浮腫《ふしゅ》）です。手足や顔のむくみから、胸やお腹に水がたまる胸水《きょうすい》、腹水《ふくすい》なども含みます。一方不足した状態は脱水にあたり、熱中症や、食事がとれなくなったときに見られます。

また体内で部分的に水分がたまることも水毒と呼びます。その場合、別の部分では水分が不足する偏った状態にあると考えます。

これはまるで海に見られる潮の満ち干きのようです。海水の高さは月の引力の影響を受け、月に面した側では海水が引っぱられ「満ち潮」になります。しかし影響の少ない側では、その分「干き潮」になります。地球全体では海水の量は変わっていませんが、水の移動がおこるため海の高さは変化しています。

これと同じことが体内でも起こり、自律神経やホルモン、炎症などの影響をうけ、体液が移動しています。また梅雨や台風など気圧の影響も関連します。それが頭痛、めまい、ドライアイ、発汗、口渇《こうかつ》、胃もたれ、嘔吐《おうと》、下痢、冷え症、喘息《ぜんそく》、鼻炎などの症状を引き起こします。日本は海に囲まれた多湿な土地なので、水毒に悩む方が多いようです。

水の偏在

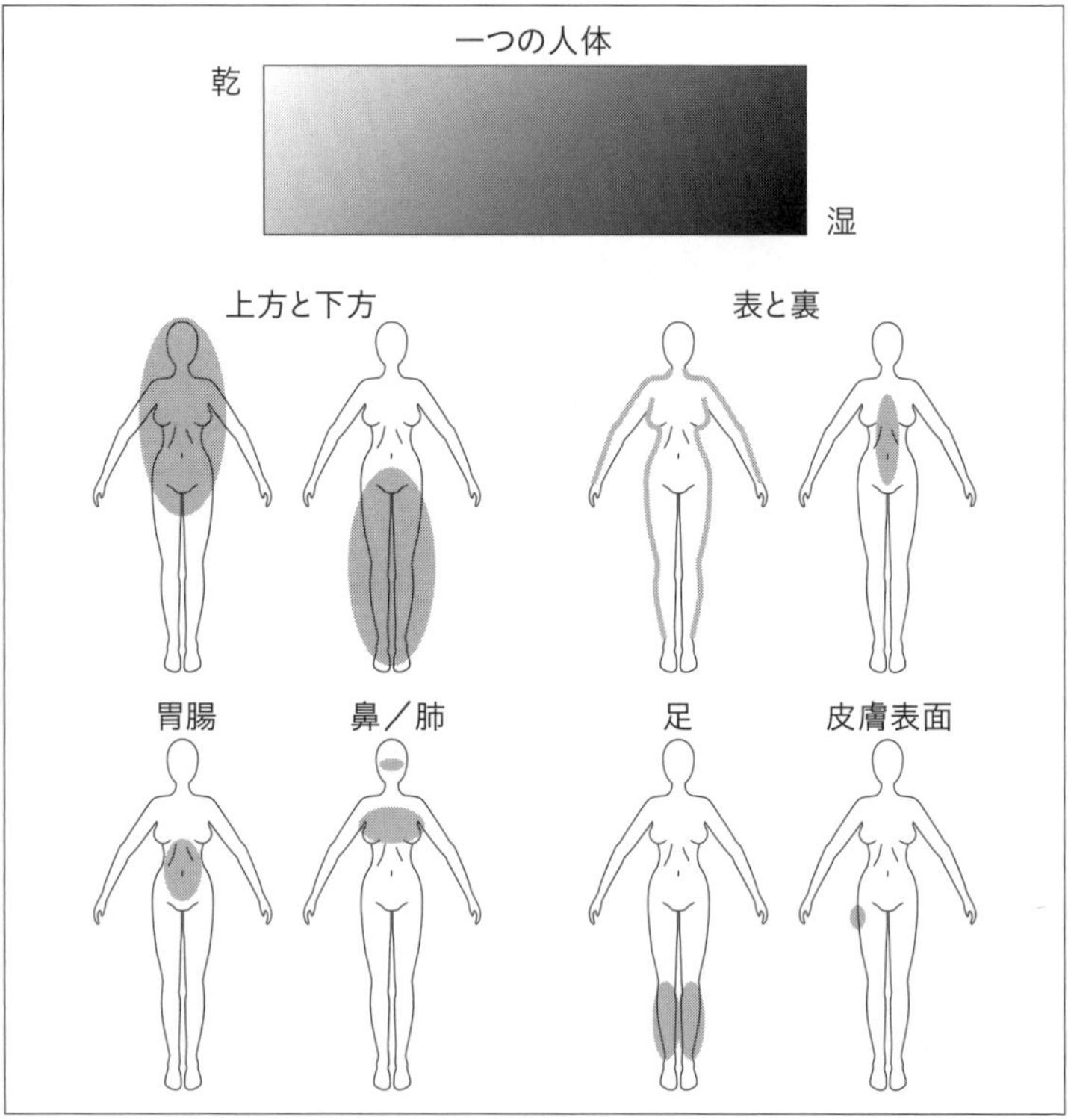

一つの人体で水が偏在することを「水毒」といいます。体内全体にあふれた状態も、不足した状態も水毒ですが、局所的に偏在している様子も含まれます。

気・血・水のゆがみ

過剰になるゆがみ

お血	過剰の血がたまる病態 ➡月経前症候群、月経困難症、不妊症
水毒	水分が偏った病態 ➡頭痛、冷え症、めまい、むくみ
気逆	気が逆上する病態 ➡ほてり、のぼせ、動悸

不足するゆがみ

血虚	血が足りない病態 ➡月経困難症、貧血
気虚 気うつ	気が足りない、滞っている病態 ➡うつ、気力の衰え

肥満も体のゆがみです

「健康な状態が円なら、ゆがみを正して円に近づければよい」――これが、漢方治療の基本です。外にはみ出した突出型のゆがみなら、過剰になっているものを減らします。反対にへこみがあってモノが不足しているゆがみには、足りないものを補う作業が必要です。つまり足し算と引き算によって円形に近づければいい。とてもシンプルな考え方です。

ゆがみのわかりやすい例が、「肥満」や「糖尿病」でしょう。肥満の原因は人それぞれですが、どの方にも共通しているのが、ご自分の活動量に対して食べ過ぎていることです。しかしどういうわけか、ご本人はそのことに気づいていません。私がその点を指摘しても、「私はそんなに食べていません」とおっしゃる方が多いのです。そのように話す方に詳細をうかがってみると、果物やおやつなど食べ癖のついていることがほとんどです。おそらく、ご自分の適正な食事量が認識されていないためだと思います。

ところがそういう方が入院すると、驚くほどスマートになって退院されます。活動量に見合った、適正な量の食事をとることによって、適正な体重になるのです。

肥満は典型的な「過剰のゆがみ」ですから、過剰な摂取カロリーを間引くという引き算が必要であることに気がつくと苦もなく減量できます。本来、その人にとって適正の量を食べていれば、太ることもやせることもないはずです。幼い子どもは、自分がお腹いっぱいになればピタッと食事をやめますし、お皿の上に食べ物が乗っていても手を出しません。これは、野生の動物も一緒です。

結局、太っている人は太りやすいものをたくさん食べているために太り、やせている人は食べる量が少ない（食べられない）ためにやせている。肥満もやせも、ゆがみの産物なのです。

また食べ過ぎて太っている人にとって、さらなる過ちは、ダイエットサプリや健康食品をとってやせようとすることです。これらは人の心理に入り込むため、次から次へとブームがつきることがありませんが、過剰なゆがみで起きている肥満や糖尿病に、さらに口にするものを増やせば、足し算になってしまいます。結局、体内脂肪や血糖は減りにくく減量は成功しません。そうではなく、必要なのは、引き算の考え方なのです。

自分に必要な量だけ食べる、あとは食べない。当たり前のことですが、それがなかなかできないのが人間ですが、水や風のように、高いところから低いところに流れるという自然の摂理に基づいてゆがみを補正する。つまり養生できれば、自然に体調の回復も望めるでしょう。食養生にしたがったダイエットは、苦痛を伴うことはないのです。

ゆがみを補正するのが漢方医療

気血水のゆがみで起きる病態に対しても、足し算と引き算の治療が基本です。足りないものは補い、過剰なものは引いて、ちょうどよい状態にする。これを「中庸《ちゅうよう》」といいますが、これが漢方治療の基本です。

気の治療

気のゆがみには、気が不足する「気虚《ききょ》」と、気の流れが妨げられる「気うつ」「気逆《きぎゃく》」があります。気虚の場合は、新たに気をつくり出すような補う（足し算）生薬を使います。気うつや気逆は気の流れを補正する生薬を調整します。代表的な気の生薬である香附子《こうぶし》や厚朴《こうぼく》、枳実《きじつ》、蘇葉《そよう》を加えたり、柴胡《さいこ》、釣藤鈎《ちょうとうこう》を増やす、桂皮《けいひ》を減らす——といった配慮をします。

また、気のめぐりを妨げているものを除くことで、間接的に気の流れが回復することもよくあります。その場合は、冷え、お血、水毒、便秘など、気のめぐりを阻害する病態の治療を平行して行います。

血の治療

お血には、ほてりのような熱性のものと、冷え症のような寒性のものがあります。「熱お血」には体を冷ます作用の生薬、「寒お血」には体を温める作用の生薬を配合します。体を冷ます生薬には、牡丹皮《ぼたんぴ》、芍薬《しゃくやく》、大黄《だいおう》などがあります。また体を温める生薬には、当帰《とうき》、川芎《せんきゅう》、紅花《こうか》などがあります。

血液が不足している血虚は、血を補う地黄《じおう》や麦門冬《ばくもんどう》などの生薬が必要になります。なかでも地黄が中心に構成されている四物湯《しもつとう》は、血液を増やす大事なお薬となります。

四物湯《しもつとう》は「何をどう温めて、どのような体をつくるか」という治療の目的に応じて生薬を足し、新たな薬に発展しました。一つの薬をベースに、生薬を加えて発展させていくことを「発展処方《はってんしょほう》」といいます。四物湯《しもつとう》の発展処方も、すでに効果が実証されており、目的に応じて使い分けられています。この発展処方については、第2章以降の症例編でご紹介します（110ページ）。

水の治療

西洋医学では、むくみに対して「利尿剤《りにょうざい》」が使われます。これは、体内の水分が過剰にあっても不足していても強制的に排尿を促す薬で、水分が不足しているときに内服すると体調が悪化してしまいます。

それに対して漢方薬の「利水剤《りすいざい》」は、体内の水分の偏りを整えるものです。過剰な場合は間引き、不足している場合は補うなどバランスよく調整するため、安心して使えます。

これが調和の考え方であり、漢方薬と西洋薬の大きく異なる点といえます。利水剤は五《ご》苓散《れいさん》が基本の漢方薬で、これをもとに発展したお薬が用途に応じて使われています。

寒熱の治療

治療の際には、寒熱《かんねつ》も熟慮します。寒熱には、(実《じつ》)熱《ねつ》、虚熱《きょねつ》、(実《じつ》)寒《かん》、虚寒《きょかん》という四

五苓散《ごれいさん》の発展処方

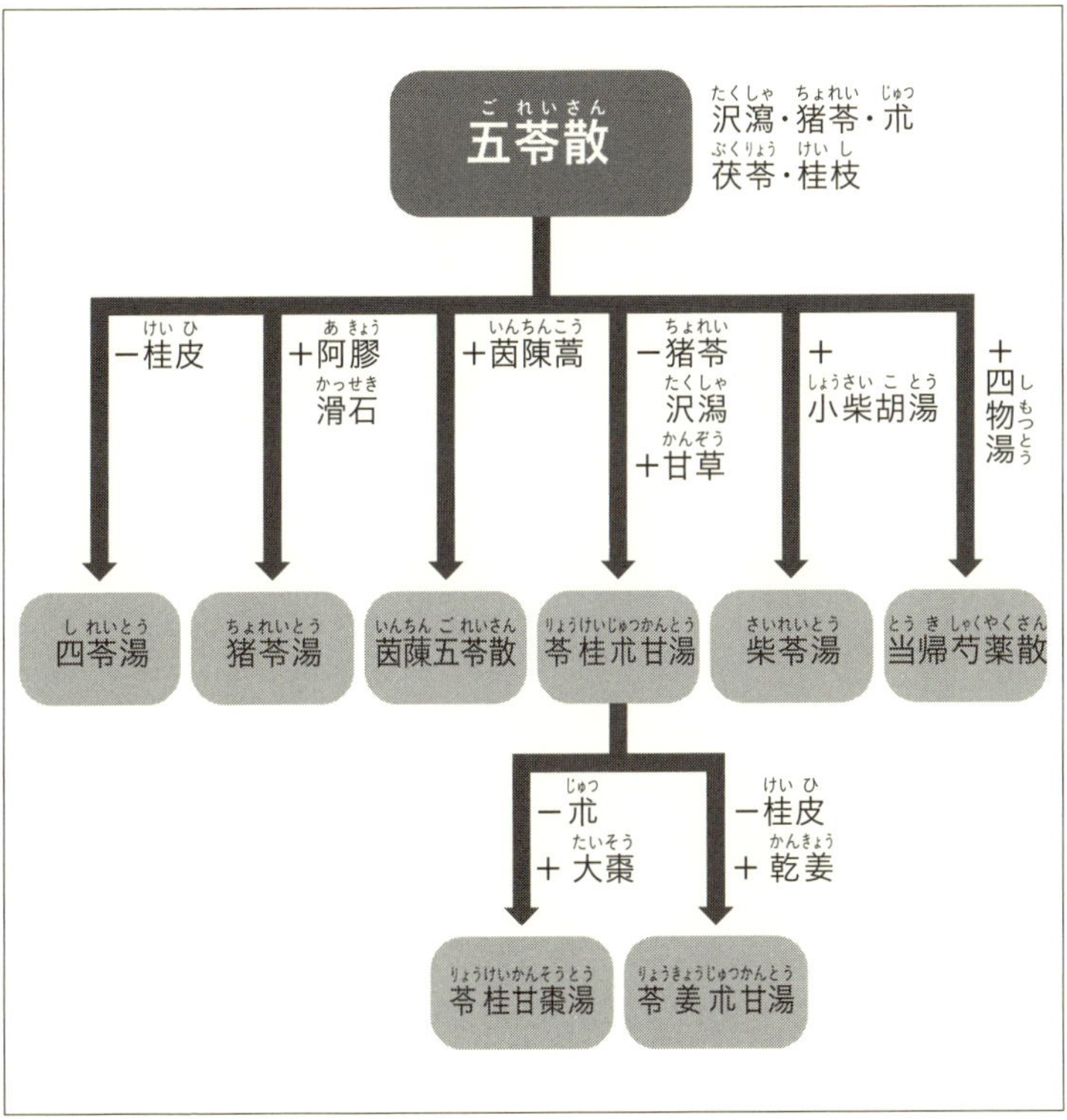

水を調整するお薬は五苓散を基本とします。これに生薬が足し引きされ、いろいろなお薬が発展しました。

つのゆがみがあります。

このゆがみは、自律神経やホルモンのバランスの悪さが原因となって起きるものですが、加齢的な要素も無視できません。代表的なものが40代の半ばころから見られる老化の現象で、東洋医学ではこれを「腎虚《じんきょ》」といいます。

腎は、西洋医学でいう腎臓の働きだけでなく、もっと広い機能を持っています。その一つが、「先天《せんてん》の気」を宿すことです。

先天の気とは両親から受け継いだ生命力のことで、腎虚は、この生命力が加齢とともに低下した状態です。虚熱も虚寒も、その症状として現れます。したがって、腎力《じんりょく》を上げる治療が必要になります。

とくに、体液が不足して起きる虚熱にはうるおいを与える治療（滋潤《じじゅん》）を、陽気の不足で起きる虚寒には、陽を補う治療（補陽《ほよう》）で元気の火種をつけます。こうした治療を、「補腎《ほじん》」といいます（115ページ）。

心と体は切り離せない

西洋医学では、心を診る医者と身体を診る医者は分かれています。ですから一般の医療機関を受診して心の問題が見え隠れすると、すぐに「心療内科を受診してください」と言われます。心の病気は、患者さんのお話をじっくりお聞きしないと解決の糸口が見えないことが多いので、時間に追われている先生方は、とてもそこまで手が回らないという現実もあります。

また、西洋医学は病名重視の医学です。検査で原因が見つかり、病名が特定されたら、その病名に対して薬が出されます。高血圧には降圧剤、糖尿病には血糖降下剤という具合に、それぞれの病気に決まった薬があります。臓器や病気によってバラバラに分解し、それぞれ別個に対応します。それだけではありません。心と体は別物として扱います。ですから、不安やうつなどの心の病気が見えると、専門の薬が必要になると考え、心療内科の受診がすすめられるのです。

漢方診療をしていると、患者さんの体の症状の影に心の問題が横たわっていることに気づくことがあります。また患者さんも、何回か受診されるうちに、「じつは……」と、ご自分の悩みや気持ちを話されることも少なくありません。

しかし、それも当然のことだと思います。心と身体は一体であり、病気になると心にも身体にも症状が出てきます。それを切り離して考えるのは、むしろ不自然です。そのため漢方は、そのどちらも一緒に治しましょうという考え方をします。それを漢方の世界では「心身一如《しんしんいちにょ》」といいます。

治療は、心の面からアプローチしても身体の面からアプローチしてもいいのです。体調がよくなれば心の状態も改善し、心が晴れ晴れしてくれれば、体調も快方に向かいます。気質と体質はよく似ています。ですから、患者さんの問診の様子で、どんなお薬が合うか、見当がつきます。それは多くの場合、心にも身体にも効果を発揮します。

幸い漢方薬は、多様な作用を持っています。そのため、心と身体の双方に効果のある薬も少なくありません。この多様性が、漢方薬と西洋薬の大きく異なる点です。

私は多くの患者さんと接しているうちに、心の病気に対しても見る目が鍛えられてきました。しかし、精神世界の領域は奥が深く、専門的なアドバイスや、抗うつ薬や不安薬などの専門薬が必要な場合もあります。ですから、専門医と連携して治療に当たることもよくあります。

アメーバのようなゆがみだからこそ、漢方

ゆがみの現れ方は、人によってさまざまです。大きなはみ出しがいくつもあったり、はみ出したりへこんでいたり、全体にへこんで小さくなっていたりと、いろいろなゆがみ方があります。アメーバが、仮足《かそく》をあちこちに伸ばしている姿を想像してみてください。ゆがみは、ちょうどそんな感じで起きます。

ゆがみは、過剰だけが起きたり、不足だけが起きるわけではありません。また、「気の不足」「水の過剰」というように、一つのものが過剰になったり不足するのでもありません。体内では、何かが過剰になれば、何かが不足します。陰と陽のように過剰と不足はつねに隣り合わせで、しかも、気血水の過不足は、相互に関係し合っています。つまり、ゆがみは体内で複雑に絡み合っているのです。

そういうゆがみを診断・治療するとき、何を優先すべきなのか、大いに迷います。その迷いの中で、私なりの方針を立てました。中期的、長期的には、次のような二つの治療戦略を考慮します。


「過剰なゆがみの補正」を優先し、「不足のゆがみの補正」を追加する。

「不足のゆがみの補正」を優先し、「過剰なゆがみの補正」を追加する。


当然、ゆがみの大きいものから手をつけていくことになります。

漢方医学には、「先急後緩《せんきゅうこうかん》」という考え方があります。これは、「急病の治療を優先し、緩い慢性病は後に回す」ということです。どの治療を優先するかは、この考え方によりますが、実際の臨床の場では、状況によって、臨機応変に対処せざるを得ないことも多々あります。

西洋医学でもそうです。たとえばがんが見つかったとき、「手術を先にして、抗がん剤を追加する」か、「抗がん剤でがんを小さくしてから、手術を行う」のか、状況や担当医の判断によって、それぞれ異なります。

しかし漢方薬が西洋薬と違うのは、一つの漢方薬の中に複数の生薬が含まれていることです。その中には、正反対の作用を持つものもありますし、いくつかの生薬が相加的、相乗的な作用することもあります。つまり、過剰と不足を同時に補正したり、複数の過剰（または不足）を補正することもできるのです。とくに、生薬を自在に組み合わせて処方する煎じ薬なら、心も身体も含めて、いろいろな病態に対応できるのです。

つまりアメーバのような複雑なゆがみだからこそ、漢方薬が有効なのです。

第2章

冷え症に
悩む方に

「冷え」はすべての慢性不調のベースにある

冷え症というと、多くの女性の悩みの一つです。最近では男性もこの相談のため来院されています。冷えでまず浮かぶのは「手足の冷え」でしょう。夏でも冬でも手足が冷たくなり、ジンジン指の動きも悪くなるため、悩みが深くなります。しかし、じつは冷え症はそれだけではありません。

次のページの図をごらんください。これらはすべて、冷え症の症状です。女性の慢性疾患や慢性症状には、必ず冷えが絡んでいると言っても過言ではありません。

しかし西洋医学では、「冷え症」という概念（病気）はありません。したがってそれを治す薬もありません。それに対して漢方では、冷え症は「体を温める力が不足するゆがみ」ととらえ、そのゆがみを正すことで冷え症の体質を改善できると考えています。冷え体質が改善すれば、それに伴う症状も消えていきます。まさにこういう症状こそ、漢方が得意とするものです。

冷え症

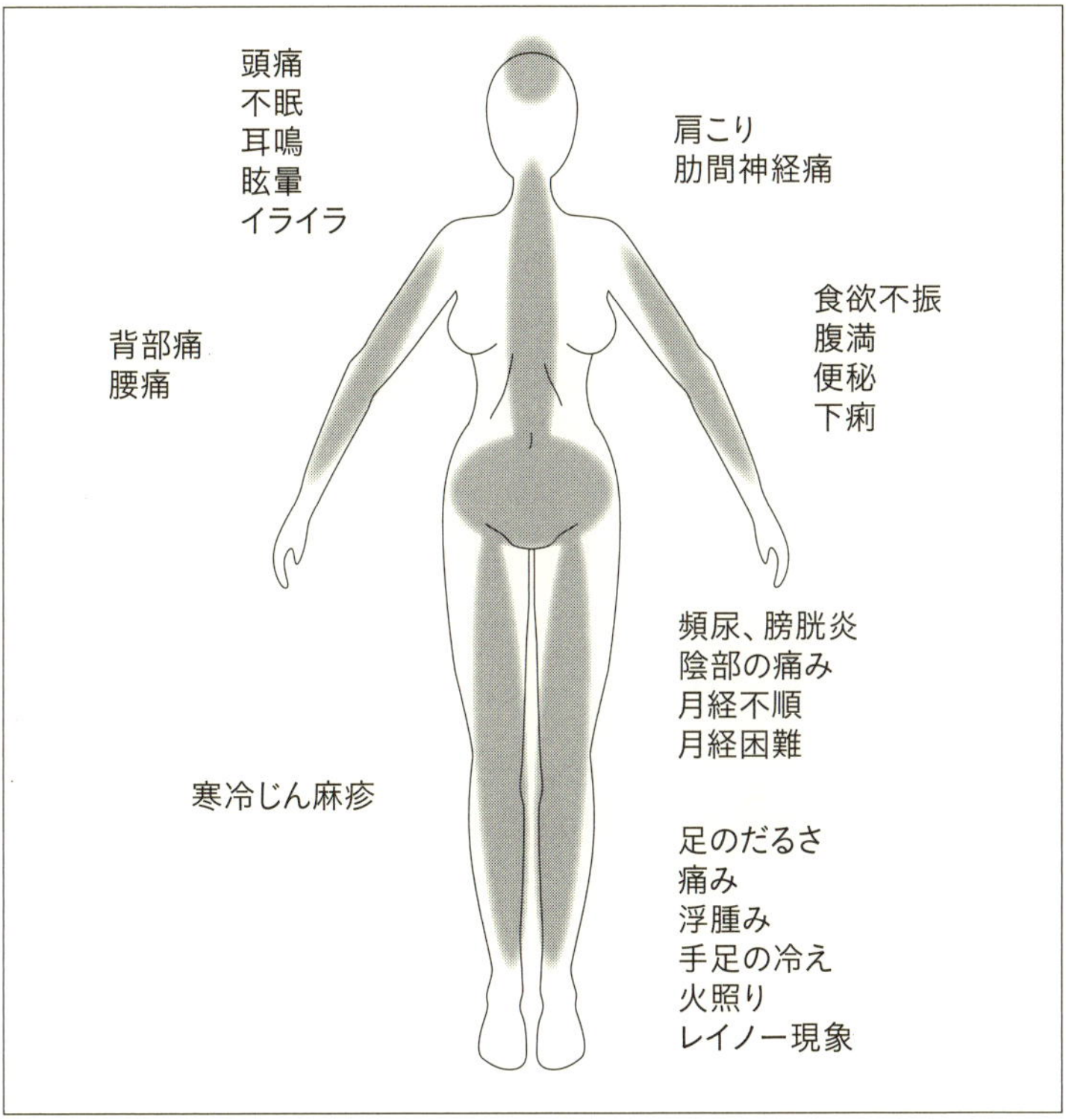

上の図のようにたくさんの慢性症状があるとき、西洋医学では症状の数だけ薬が処方されます。しかし漢方で「冷え」が原因だとわかれば、対処法は大きく変わってきます。

私は冷え症を、「体表の冷え」と、「内臓の冷え」に分類してみました。それから、「ウソのような冷え」の例を足してご紹介します。

年齢や体質の違いから、冷えの症状の現れ方も人それぞれです。今回は、その代表的なケースを示してみます。なお、処方のポイントを太字で示しています。

「体表の冷え」からくるケース

体表の冷えとは、手足の冷えを言います。これは体の表面を走っている経絡《けいらく》が冷えるものです。経絡は手足を通って末端まで延びています。冷えの背景には、「水」「血」の強いゆがみがあると考えられています。お薬は、程度によって三つの段階に分けて用い、それぞれ異なる生薬を用いています。

❶冷え……四物湯類《しもつとうるい》（当帰《とうき》、川芎《せんきゅう》、地黄《じおう》）、呉茱萸《ごしゅゆ》

❷強い冷え……乾姜《かんきょう》

❸非常に強い冷え……附子《ぶし》

体表の冷えに対処する漢方

❶冷え	四物湯類《しもつとうるい》	当帰芍薬散 温経湯《うんけいとう》 十全大補湯《じゅうぜんだいほとう》 疎経活血湯《そけいかっけつとう》
	呉茱萸《ごしゅゆ》	温経湯《うんけいとう》 呉茱萸湯《ごしゅゆとう》
❷強い冷え	乾姜《かんきょう》	五積散《ごしゃくさん》 苓姜朮甘湯《りょうきょうじゅつかんとう》
❸非常に強い冷え	附子《ぶし》	桂枝加《けいしか》(苓《りょう》)朮附湯《じゅつぶとう》

CASE.1

足がむくんで痛みます

——冷えとむくみ➡当帰芍薬散《とうきしゃくやくさん》エキス加味方《かみ》(四物湯類《しもつとうるい》①)

「高校生の頃から冷え症がありました。いつも寒気があって、冬はもちろんのこと、夏でも靴下をはかなければ眠れません。最近、夕方になると足がむくんで、パンパンに張ってしまいます。雨の降る日はめまいを感じることもあって、頭のCT検査も受けましたが、異常はありませんでした。先生、漢方で治るでしょうか」

そう言って来院されたのは、Sさん(26歳)です。友人の紹介で来られました。色白で貧血体質を感じました。このように血液が不足している状態を、「血虚《けっきょ》」といいます。舌を診たところ、表面は薄いピンク色でしたが、舌の縁にギザギザがありました。舌が水分でむくんでいるために歯型が残っているのです。これは水毒《すいどく》を示す典型的なサインです。

次にお腹を診ると、右の下腹部に血液のうっ滞《たい》を示すお血《けつ》のサインがありました。下腹部は骨盤部にあたるため、血液がたまりやすく、お血のサインをとらえるのに最適といえます。

Sさんの冷え症と足のむくみは「水毒」と「お血《けつ》」が原因と考えられたので、当帰芍薬《とうきしゃくやく》散《さん》エキスを処方しました。これは、体の血液のめぐりをよくして温める四物湯《しもつとう》に、水をさばく生薬を加えたお薬です。つまり水と血のゆがみを同時に補正し調和しようと考えたのです。

なぜならSさんの冷えは、まるで冷たい水のコートを着ているように体の表面が冷えていたので、まずその水と冷たいお血を処理する必要があったのです。実はその上で、体を温めるカイロのような附子末《ぶしまつ》を少量併用していただきました。

「この薬を飲むと、体が温まる感じがわかります」

そうおっしゃっていたので、Sさんにはこの処方が合っていたと思います。数か月内服していただくうちに、症状は軽快していきました。

Sさんには薬の副作用はありませんでしたが、当帰芍薬散《とうきしゃくやくさん》を飲むと胃がもたれる方がいます。そういう方は食前や食間ではなく、食後に服用していただきます。

体がむくみやすい方は、体内にたくさんの水分をかかえ、水のコートで体全体を羽織っ

水毒の舌

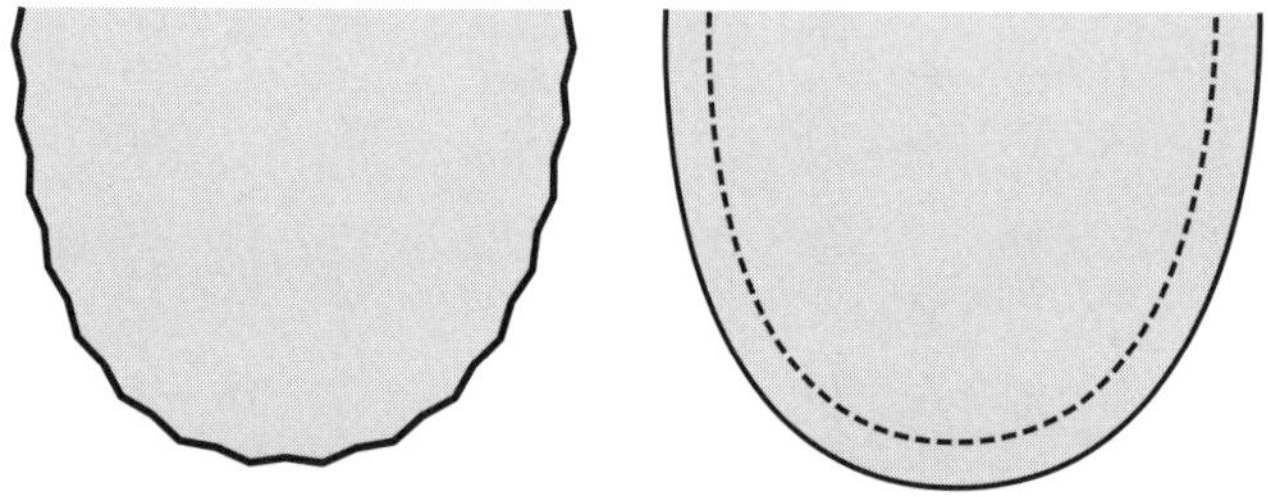

舌の縁にギザギザ歯のあとがついている
（歯痕《しこん》）

舌がポテッと大きい
（胖大《はんだい》）

水のゆがみを確認する一番簡単な方法は、舌を確認することです。舌の縁がギザギザ歯型を残すタイプ（歯痕《しこん》）と、舌全体がポテッと腫れぼったいタイプ（胖《はん》大《だい》）があります。

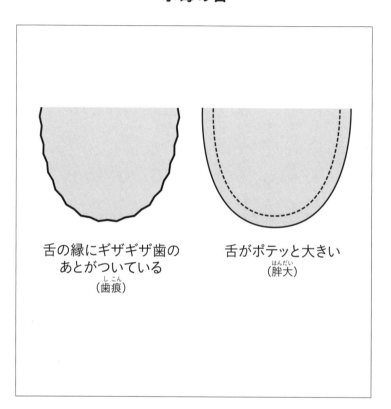

た状態といえます。さらに血液のめぐりも悪くなっている方も多く、体は温まらないのです。じつは水も血液も同じ「水分」であるため、体内では動向が似ているのです。そのため治療は、水も血液も一緒に対処することが大事になり、当帰芍薬散《とうきしゃくやくさん》が合います。附子《ぶし》は体を温める作用と水分をさばく作用があります。

エキスは顆粒状ですが、そのまま飲むのではなく、温かいお湯に溶かして飲むほうが効果的です。この飲み方を守ることも意外と大切なのです。

CASE.2

足は冷えるのに手はほてり、口も乾きます

──冷えと乾き➡温経湯《うんけいとう》エキス（四物湯類《しもつとうるい》②）・呉茱萸《ごしゅゆ》

「昔から冷え症でした。足は冷えるのに、手はほてるのです。何となくいつも口が渇いていて、唇の皮もむけます。それと、胃腸が弱いせいかあまり食べられないのですが、お腹はぽてっとふくらむ感じがあります。いままで太ったこともありません」

Mさん（39歳）は、体が冷えているせいか色白で、爪の色や肌の色などから、貧血体質を感じました。やはり先ほどのSさんと同様、「血虚《けっきょ》」の体質です。

舌やお腹を拝見すると、軽い「お血《けつ》」のサインがありました。しかし先ほどのSさんと違って、むくみはありません。むしろ口や口唇に乾燥がありました。このような方は、肌が荒れたり、爪がひび割れることもあります。

また、足の冷えと手のほてりが同居しているのは一種の「冷えのぼせ」のゆがんだ状態で、基本的には冷えと一緒です。

Mさんには、温経湯《うんけいとう》エキスを処方しました。**温経湯《うんけいとう》には体をうるおす生薬がたくさん含まれており、体をうるおしながら血を補うという特徴があります。**

「最初は下半身から血の引く感じがありましたが、いまはそれもなくて、口も乾かなくなりました。食欲も出てきたみたいで、以前より食べられるようになりました」

Mさんが言われるように、血流がよくなって体が温まると、胃腸の調子もよくなります。

当帰芍薬散《とうきしゃくやくさん》と温経湯《うんけいとう》は、どちらも体の血液のめぐりをよくして温める四物湯《しもつとう》がベースになっており、「血」「水」のゆがみを改善させるお薬です。

先ほどのSさんのようにむくみのある方には、水をさばく生薬を含む当帰芍薬散《とうきしゃくやくさん》を、このMさんのように乾燥気味の方にはうるおう生薬がたくさん足された温経湯《うんけいとう》を処方します。どちらも貧血体質の女性によく使う有名なお薬で、四物湯《しもつとう》からそれぞれ「乾《かん》」と「湿《しつ》」反対の方向に発展したお薬といえます。いずれも水分のゆがみが関係した冷え症ですが、患者さんが立っている位置が、海の「満ち潮」側なのか、「干き潮」側なのかによって、お薬を使い分けています。

当帰芍薬散《とうきしゃくやくさん》と温経湯《うんけいとう》のうらおもて

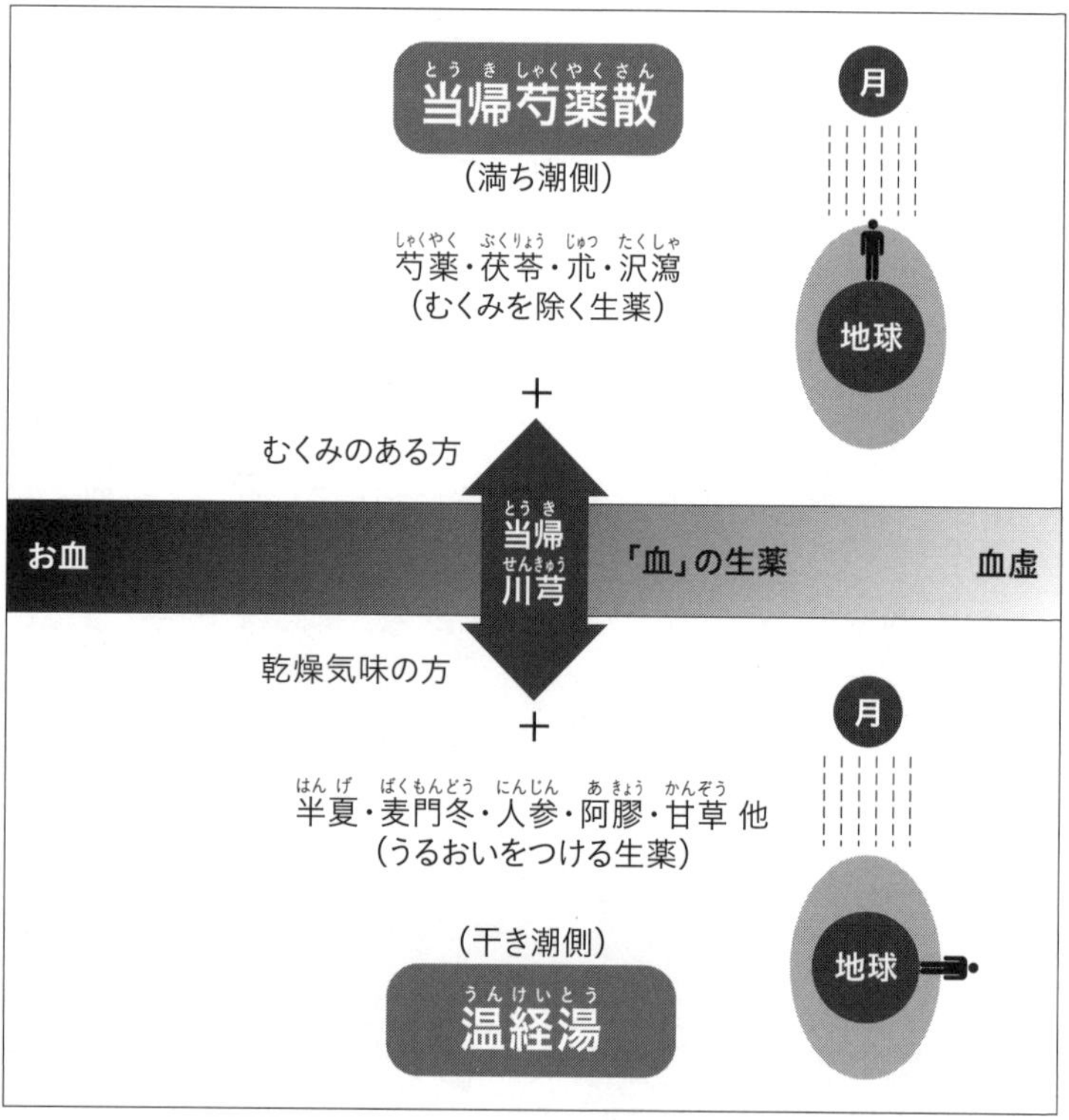

当帰芍薬散と温経湯は、性質が似ているお薬です。いずれも四物湯から発展し「血」「水」のゆがみを改善させます。違いは、当帰芍薬散はむくみ気味の方に、温経湯は乾燥気味の方に対応していることです。

CASE.3

いつもけだるくて、朝起きられません

――冷えと倦怠感➡十全大補湯《じゅうぜんだいほとう》エキス（四物湯類《しもつとうるい》③）

「仕事のため、毎日朝早く起きて会社に通っています。もともとあまり体力のあるほうではありませんが、朝早く起きるのはけっこう大変で、それが体に負担になっているみたいです。帰宅しても、あまり家事もできず、すぐに疲れて寝てしまいます。いつもけだるくて、週末は昼過ぎまで寝てしまい、食事をとらずじまいのこともあります。

また手足の先が冷たくて、冬になるとしばしば感覚がなくなってしまいます。そのせいでしょうか、会社の静脈認証型のドアが反応しないことがあります。

何か病気があるかもしれないと思って検査も受けましたが、軽い貧血を指摘された程度で、治療を受けるほどではないとのことでした。ほんとうに、心配ないのでしょうか」

外来では、Eさん（50歳）はいつも覇気《はき》のない口調で、疲れているように見えました。ときどき笑顔も見せてくれますが、カラ元気です。疲れがひどいときは、18時間も眠ってしまったことがあるそうです。

採血検査では軽い貧血がありましたが、鉄分のお薬を投与するほどではありません。Eさんは子宮筋腫《しきゅうきんしゅ》があるそうなので、貧血はそのためだと思われます。

特に水分の過多は目立たなく、貧血や倦怠感の様子から、私はEさんに**十全大補湯《じゅうぜんだいほとう》エキス**を処方しました。このお薬も貧血体質の方に用いる四物湯《しもつとう》から発展しているので、血液を増やしめぐらせる作用が期待できます。

特徴は後で述べる、胃腸を強くするお薬の四君子湯《しくんしとう》が含まれるので、元気をつける作用があることです。つまり倦怠感が強かったり、カラ元気の方に最適なのです。元気の元はしっかり食事できることから始まります。

Eさんの場合は仕事のストレスなども関与していると思われたため、根気強くお薬を飲んでいただきました。

「いま、服用して2年ほどたちますが、朝、目覚める時間が一定になり、家事や庭仕事もふつうにできるくらい元気になりました。会社の静脈認証型のドアもなんとか反応してくれています」

あと少し、このお薬を続けるといいでしょう。

CASE.4

長年の腰痛に加え、坐骨神経痛《ざこつしんけいつう》まで

——冷えと腰の痛み➡疎経活血湯《そけいかっけつとう》エキス（四物湯類《しもつとうるい》④）

「5年くらい前から、腰や背中がこるようになりました。マッサージに通っても、効果は一時的で、なかなかよくなりません。それに加えて、最近は腰から足先にかけて、ときどき痛みが走ります。整形外科では、坐骨神経痛《ざこつしんけいつう》と言われました」

Tさん（53歳）は、腰と坐骨神経痛の痛みで来られましたが、お話をうかがうと、その背景にはやはり冷え症がありそうです。

「小さいころから手足が冷たく、よくしもやけができていました。いまでも手足が冷えて、むくみやすいです。最近、静脈瘤《じょうみゃくりゅう》も目立ってきました。

また、お腹はガスがたまりやすくて、アイスクリームのような冷たいものを食べるとすぐ下痢をしてしまいます。以前、加味逍遙散《かみしょうようさん》エキスを飲んだことがありますが、これで下痢をしてしまいました。きっと薬が体に合っていなかったんですね。
それで腰や足に痛みのあるときは、薬局ですすめられた市販の疎経活血湯《そけいかっけつとう》を飲んでみました。そうしたらよく効きました。ですから、このお薬がほしいのです」

Tさんを拝見すると、舌には「水毒《すいどく》」の歯型のついたギザギザサインがあり、お腹は動悸《どうき》が目立つほどやせ、体力が低下していました。長期にわたって血液循環が悪かったことが感じられます。こういう方が加味逍遙散《かみしょうようさん》エキスを内服し下痢をしたのは、中に含まれる牡丹皮《ぼたんぴ》という生薬が強いのだと思います。つまりTさんは、体質的にきわめて体力の欠けた虚証《きょしょう》といえます。

そこで、Tさんがリクエストされた疎経活血湯《そけいかっけつとう》エキスを処方しました。これも体の血液のめぐりをよくして温める四物湯《しもつとう》がベースになっているお薬です。

特徴は痛み止めをかねた利水《りすい》の生薬がたくさん含まれていることです。そのため長年血液と水分のめぐりの悪い方が、腰以下に痛みが生じたときに飲むと最適です。でも、ある程度胃腸の丈夫な方のお薬なので、外来においでになるたびにお腹の様子を聞いてあげることが大切になります。

「下痢も起こさず、足腰、背中の痛みが治まりました。やっぱりこの薬は私に合います」

と、Tさんも気に入られたようです。疎《そ》経《けい》活《かっ》血《けつ》湯《とう》は、虚証の方でも続けて内服できます。

ですから、Tさんも効果が実感できたのでしょう。

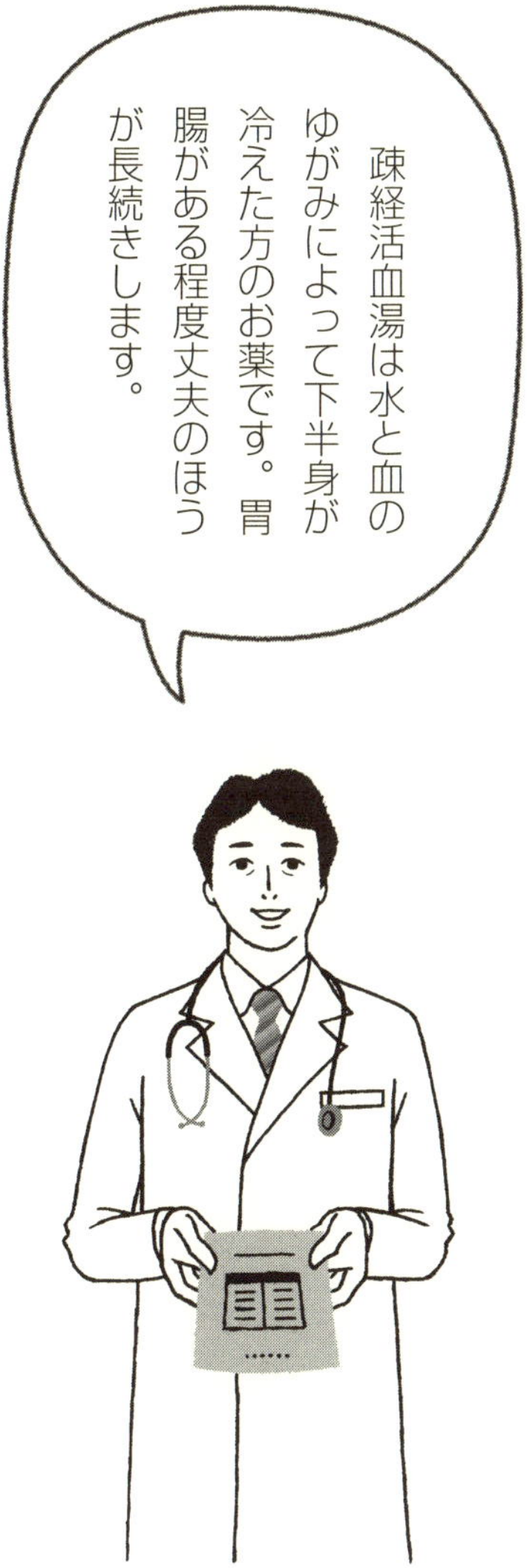
疎経活血湯は水と血のゆがみによって下半身が冷えた方のお薬です。胃腸がある程度丈夫のほうが長続きします。

CASE.5

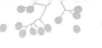

頭痛がつらくて、お薬を飲んでも治りません

――冷えと頭痛➡呉茱萸湯《ごしゅゆとう》エキス（呉茱萸《ごしゅゆ》）

「頭痛がするようになったのは3年前からです。とくに梅雨や台風のシーズンが来ると頭がズキンズキンします。病院で片頭痛《へんずつう》と診断され、専門薬を処方していただきました。でも、そのお薬は飲むタイミングを間違えると、効果がないばかりか吐き気がしてきます。また値段も高いので、ほかに市販の痛み止め薬を併用しています。頭痛が起こるとつらいので、お薬はいつも早め早めに飲んでいます。でも最近は、頭痛薬を飲んでいても、すぐに痛みが出てきます。薬がいくつあっても足りないくらいです。

また、もともと食が細いほうで、胃も弱いため、痛み止めの薬でおなかがもたれてしまいます。漢方薬でなんとか対処できないでしょうか」

Iさん（42歳）のお話をうかがって、この方の頭痛には2種類あると思いました。一つは、片頭痛です。20歳のころから生理になるとズキンズキン脈うつように痛み、目のチカチカと吐き気を伴う頭痛だということですから、片頭痛《へんずつう》で間違いなさそうです。

もう一つは、薬の飲みすぎによって起きる頭痛です。Iさんは痛みがつらいため、頭痛薬をくり返し飲んでしまう癖がついてしまっています。一日3回、1か月分の痛み止め薬を処方してもらったこともあるそうですが、それでも足りず、市販薬を購入しています。

案外知られていませんが、頭痛を止めるためにくり返し痛み止め薬を飲んでいると、かえって痛みが引き起こされてしまう〝薬物乱用性頭痛《やくぶつらんようせいずつう》〟が起きます。最近は、この頭痛の方が増えています。

問診後に、お腹を診せていただきました。お腹は軟弱で、胃部に冷たさを感じました。この冷えのために、頭痛が現れていたのでしょう。梅雨や台風で気圧が低くなると痛み、発作が生じるのはそのためです。

Iさんには、**呉茱萸湯《ごしゅゆとう》エキス**を処方しました。**この薬は、冷えの体質の方が頭痛発作を起こす場合によく用います。**Iさんはもともと胃腸が弱い方でしたが、胃腸の弱さも頭の痛みもどうやら冷え症が原因のようです。

この場合は呉茱萸《ごしゅゆ》という生薬が合います。これは体を温めて、胃の動きと吐き気を改善します。また痛みを止める作用もあります。ただ難点は他のお薬と比べると際立って苦いことです。そのため、せっかく始めても内服を中断されてしまう方がいます。Iさんには、そのことを前もって説明しておきました。

「そんなに苦みを感じませんでした。むしろこれを飲んでいると、ズキンズキンする頭の痛みがとれます。まるでズキン（頭巾）がはずれる感じがしました」

Iさんは、再来時にそうおっしゃっていました。それならばとIさんには、一日3回の内服を続けていただきました。じつはこのお薬、体に合っていると、苦みを感じないようです。ふしぎですが、これもおもしろい特徴です。

「激しい頭痛発作はなくなりましたが、片頭痛のときの目のチカチカと肩こりが残ります。そのため、やっぱり片頭痛専門薬が手放せません。でも、痛みの頻度が減って。市販の痛み止めの薬は必要なくなりました」

このように、習慣になっていた薬をやめたり、体を温めることで治まる頭痛もあるのです。これがゆがみの修正なのです。

CASE.6

足がしびれて歩けません

――強い冷えと下半身のしびれ⇒五積散《ごしゃくさん》エキス加味《かみ》方（乾姜《かんきょう》・乾生姜《かんしょうきょう》）

「昨年夏より足がしびれてきたため、整形外科を受診しました。症状は両方にありますが、いまは右足のほうに強く感じます。しびれのため、朝、目が覚めてしまいます。

じつは5年前に股関節《こかんせつ》を骨折し、総合病院の整形外科で手術を受けました。その後しばらくリハビリに通いましたが、面倒くさくなり、しだいに行かなくなりました。昔から冷え症で、とくに足が冷たかったのですが、手術後よけい冷え症がひどくなったみたいです。最近ではしびれと冷えで、歩くにも難儀しています。

いまは体の関節がコキッと固まっているようです。腰もチクッとおかしな痛みを感じます。MRIの検査も受けましたが異常はなく、血液検査も問題ありませんでした。脳の病気やリウマチもないということです。原因がわからないだけに不安です」

まず、Cさん（56歳）が訴えている足のしびれについて、血管の病気がないかどうか確認するために、動脈硬化の検査を行いました。しかしこれには、異常がありませんでした。私が重視したのは、しびれで朝、目が覚めてしまうことと足の冷えがあることです。きっと手術の既往があるため、慢性的に血液の流れが悪いのでしょう。

このような場合は、五積散《ごしゃくさん》がよく合います。この薬は上半身がほてり、下半身が冷えるという症状に使います。でも必ずしも、上半身の症状がそろっていなくても、下半身の症状が強い場合は適応になります。

前にあげた疎経活血湯《そけいかっけつとう》も下半身の冷え症のある方に用いますが、血液と水分のめぐりの悪い、むくみなど水毒《すいどく》がある方が合うようです。**五積散《ごしゃくさん》の場合、水分の過多はあまり問題ではなく、体の表面と胃腸の冷えを同時によくしたいときに選びます。薬の中に平胃散《へいいさん》という、胃腸を守るお薬も含まれるため、胃腸のきわめて弱い方でも長期にわたって服用できます。**そのため小児から中年以後の方まで幅広く好まれるお薬です。

エキス剤で効果が思うように得られない場合は、体を温める生薬である附子《ぶし》を併用するか、煎じ薬での対応を考慮します。エキス剤では中国の古医書にもとづき乾生姜《かんしょうきょう》が用いられていますが、煎じ薬では、より温める作用の強い乾姜《かんきょう》を用いることができるからです。

Cさんの場合、まずは五積散《ごしゃくさん》エキス加附子末《かぶしまつ》で様子を見ました。「加《か》」というのは、生薬が追加されたことを意味します。

3週後に再来していただくと冷えやしびれといった足の症状からよくなり、少しずつ歩けるようになってきています。しかし附子《ぶし》の量の調整や、煎じ薬での対応など、調整が始まったばかりですので、しばらく通院するようにお話ししています。

少し症状がよくなると、外来においでにならなくなる方がいます。しかし病院は、患者さんが回復されるためのプランを用意してお待ちしています。おそらくこの事情は、整形外科でも内科でも一緒でしょう。ですから、治療は中断しないでいただきたいと思います。

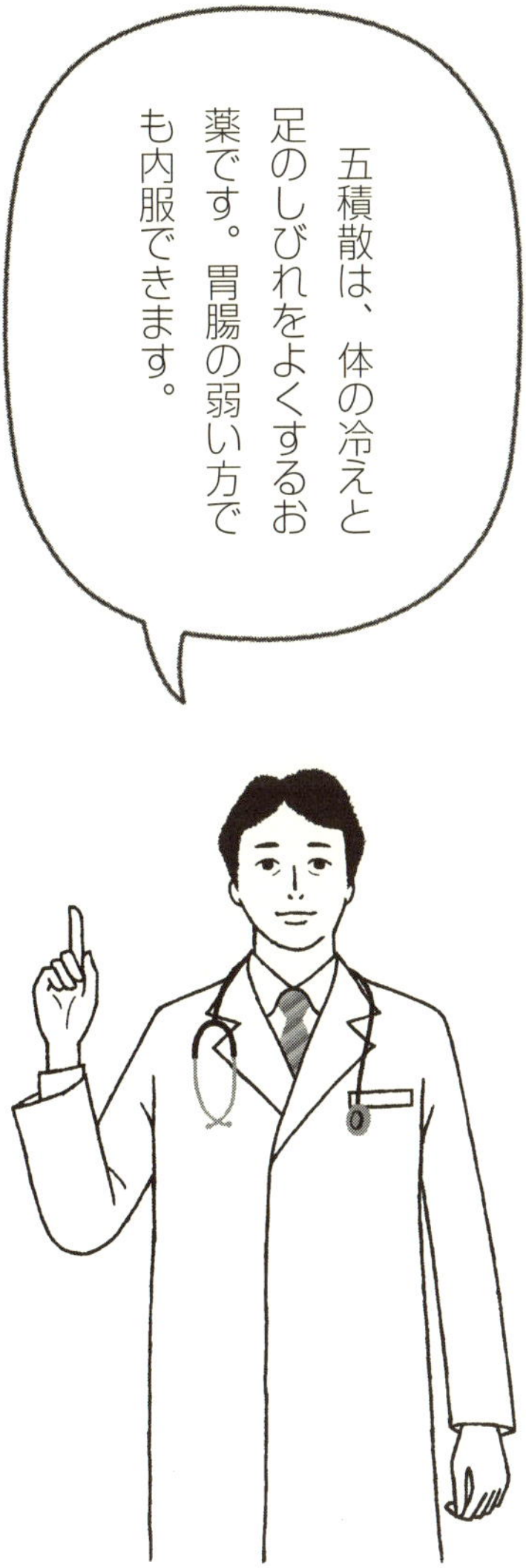
五積散は、体の冷えと足のしびれをよくするお薬です。胃腸の弱い方でも内服できます。

CASE. 7

腰がしびれたように冷たく重だるいです

――強い冷えと腰の症状（腰冷）⇩苓姜朮甘湯《りょうきょうじゅつかんとう》エキス加味方（乾姜《かんきょう》）

「私はもともと体温が低くて、平熱は35℃くらいしかありません。夜は体が冷えるせいか、何度もトイレに起きます。夏、冷房のかかっているところにいると、体が冷えて腰がシンシンと痛くなってきます。ですから、自宅では冷房を使ったことがありません。ところが、昨日スーパーに買い物に出かけてから、腰がしびれたように冷たくなってしまいました。冷房が効きすぎていたのだと思います。今日は足を動かしても、風が当たっても冷たく感じ、腰から下が凍っていくようです。重だるくてしかたありません」

Hさん（76歳）の舌を診ると、縁に水毒《すいどく》を示すギザギザがありました。お腹を拝見すると、ふんわりして力のない感じです。「腰が氷のように冷えてだるい」と話されていることから、「水」が関係する強い冷えと考えて、**苓姜朮甘湯《りょうきょうじゅつかんとう》エキス**を処方しました。

これは、甘草乾姜湯《かんぞうかんきょうとう》という体を温めるお薬に、水分を除く生薬が配合されたお薬です。

中国の「金匱要略《きんきようりゃく》」という古い医書に、この薬は「まるで水中に座っているような腰の冷え」「五千枚のお金をぶら下げているような重だるさ」を訴える方によいと書かれています。**つまり、とても強い冷えと水毒《すいどく》のため、腰から下が重だるい腰痛や坐骨神経痛のある方に用います。**先ほどの疎経活血湯《そけいかっけつとう》や、五積散《ごしゃくさん》より程度が強く、やや高齢の方に処方します。水便、おりもの、夜の頻尿のある方にも合います。

Hさんの場合、冬の寒さが増す季節になると体を温める附子末《ぶしまつ》を追加するなど調整しながら、もう1年半近くお薬を愛用しています。今はスーパーに買い物に行っても、冷房の寒さは感じにくくなったそうです。

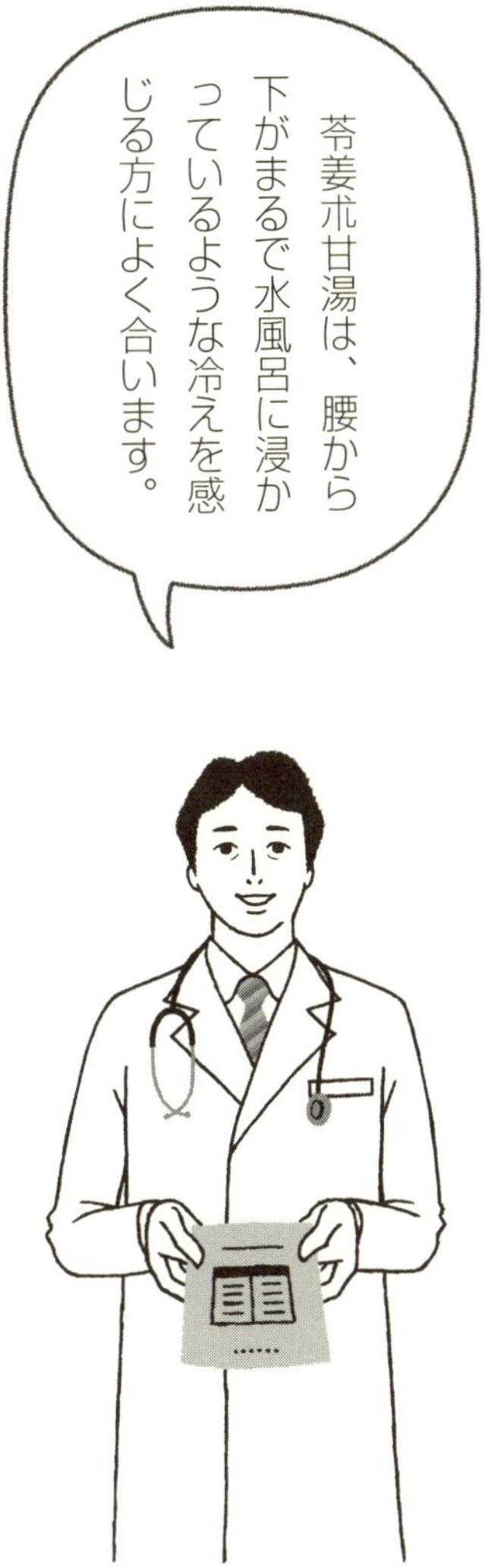
苓姜朮甘湯は、腰から下がまるで水風呂に浸かっているような冷えを感じる方によく合います。

CASE.8

腰とひざが慢性的に痛いです

――非常に強い冷えと下半身の症状➡（煎じ薬）桂枝加苓朮附湯加減方《けいしかりょうじゅつぶとうかげんほう》（附子《ぶし》）

「慢性的に腰が痛みます。総合病院の整形外科では、椎間板《ついかんばん》ヘルニアと腰椎すべり症があると言われていますが、歩けるため、手術の適応ではないそうです。とはいえ、足腰の痛みは堪えがたく、数種類の薬や湿布を処方してもらっていますが、あまりよくなりません。また、整骨院や鍼灸院でも治療を受けていますが、よくなるのはそのときだけです。最近はひざの軟骨もすり減ってきたのか、両ひざも痛むようになりました。

以前、漢方エキスの疎経活血湯《そけいかっけつとう》を飲んだことがありますが、効果は感じられませんでした。また、他のエキス剤を飲んで、体がむくんでしまったこともあります。そのときは、中に含まれる甘草《かんぞう》が体に合わなかったと説明を受けました。痛み止めは効かないので、漢方薬で少しでも痛みを和らげたいのですが、私に合う漢方薬はないでしょうか」

Jさん（76歳）は腰の骨の病気から、慢性的な痛みをきたしています。こういう加齢変《かれいへん》形性《けいせい》の病気があると痛みを取るのはむずかしくなります。以前Jさんが内服したことのあるという疎経活血湯《そけいかっけつとう》も下半身の症状に効くお薬ですが、どちらかといえば、それほど症状の重くない方に適応します。そのため、Jさんには効果が弱かったのでしょう。Jさんには桂枝加苓朮附湯《けいしかりょうじゅつぶとう》というお薬を考えました。

また、Jさんは甘草《かんぞう》が体に合わないとのことですが、甘草《かんぞう》を使うと血圧が上がったり、体がむくむなどの副作用が出る方がいます。日本でも古い時代から分かっていたことですが、最近ではこの副作用は、アルドステロンという血圧ホルモンの作用と似ているため、「偽（ぎ）アルドステロン症」と呼ばれています。

漢方エキス剤の多くは甘草《かんぞう》を含んだ既製品なので、この副作用が出る方にはエキス剤を選べません。その場合は煎じ薬に変更し、甘草を混ぜないようにすることができます。

結局私は、桂枝加苓朮附湯合防已黄耆湯去甘草《けいしかりょうじゅつぶとうごうぼういおうぎとうきょかんぞう》という煎じ薬をあつらえました。このお薬には附子《ぶし》という生薬が含まれますが痛みが非常に強い場合は、この生薬が必要となります。附子《ぶし》は過剰な水分を除きながら体を温め、痛みを緩和します。また腰やひざの関節のむくみを取るためには、防已《ぼうい》や黄耆《おうぎ》、朮《じゅつ》などの水分を除く生薬の併用も有効です。

そのため、それらを含む防已黄蓍湯《ぼういおうぎとう》というお薬を合わせ、副作用の出ることがわかっている甘草を除きました。「合《ごう》」とは、二つの漢方薬がプラス（＋）されていることを意味します。「去《きょ》」は生薬が取り除かれ、マイナス（－）になったことを意味します。この特別なお薬により、腰とひざの両方の痛みに効能が期待できるようにパワーアップしました。

その後腰の椎間板《ついかんばん》ヘルニアは、総合病院の整形外科でレーザー治療を受けたようです。でもまだ腰椎《ようつい》すべり症があり、やっぱり坐骨神経痛《ざこつしんけいつう》が残っています。そのためいまでも漢方薬を飲み、痛みの緩和をはかっています。「おかげさまでなんとか生活できるようになってきました……」とお笑いになりながら通院中です。

桂枝加苓朮附湯《けいしかりょうじゅつぶとう》は、「浅田飴《あさだあめ》」に名前を残す明治初期の名医「浅田宗伯《あさだそうはく》」が、フランス公使の〝落馬による足の痛み〟に用いて奏功したお薬です。これにより彼の名声はヨーロッパに広がり、ナポレオンから感謝状が贈られたそうです。この薬はいまでは、交通事故後遺症やひどい関節痛、神経痛の治療まで用いられています。

前の項でご紹介したHさんも、同じように強い冷えと腰の痛みがありましたが、Hさんに使った苓姜《りょうきょう》朮甘湯《じゅつかんとう》と、このJさんに使った桂枝加《けいしか》（苓《りょう》）朮附湯《じゅつぶとう》との違いは、前者は「冷え」、後者は「痛み」に重点がおかれている点です。

「内臓の冷え」からくるケース

冷えは体の表面にだけに生じるわけではなく、内臓にも起こります。この内臓の冷えを「経中《けいちゅう》の冷え」といいます。「中」とは胃腸のことで、内臓の冷えの本態は胃腸の冷えを指します。胃腸が冷えると、お腹が痛くなったり、いつも張っていたり、食欲不振、下痢、便秘が生じます。

手足の冷えが高まると胃腸の冷えも伴うようになります。手足で冷やされた血液が静脈に乗って体の中心に戻るからです。そこで胃腸の働きが損われると、体の熱を作る力が弱まるので、さらに手足末端に熱が届かないことになります。また経絡《けいらく》には体表と臓器を結ぶルートもあるため、冷えが双方に関係します。

手足の冷えだけがある方と比べると、胃腸の冷えを伴う方は、普段から「自分は胃腸が弱い」と感じていることが多いようです。内臓の冷えの治療は、手足の冷えの改善にもつながります。

内臓の冷えに対処する漢方

❶冷え	呉茱萸《ごしゅゆ》	当帰四逆加呉茱萸生姜湯《とうきしぎゃくかごしゅゆしょうきょうとう》
❷強い冷え	乾姜《かんきょう》	大建中湯《だいけんちゅうとう》 解急蜀椒湯《かいきゅうしょくしょうとう》 当帰湯《とうきとう》
❸非常に強い冷え	附子《ぶし》	解急蜀椒湯《かいきゅうしょくしょうとう》 人参湯加附子《にんじんとうかぶし》 (附子理中湯《ぶしりちゅうとう》) 真武湯《しんぶとう》

CASE.9

どうしてこんなにお腹が痛くなるのでしょう

――冷えとお腹の痛み（寒疝《かんせん》）⇒（エキス、煎じ薬）当帰《とうき》四逆加《しぎゃくか》呉《ご》茱萸生姜湯《しゅゆしょうきょうとう》（呉《ご》茱萸《しゅゆ》）

「よくお腹が痛くなります。痛む場所は、お腹の右だったり左だったり、一定ではありません。症状はそれほど長く続きませんが、いつ痛くなるかわからず、不安です。

前の病院でお腹の検査を受けたら、小さい大腸ポリープが見つかりました。でも、これが痛みの原因ではないそうです。お腹が痛くなるたびに不安薬や、腸の痙攣《けいれん》を抑える薬を出してくれましたが、よくなりません。どうしてこんなにお腹が痛くなるのでしょう。年なのでしかたがないのでしょうか」

Yさん（82歳）のお腹を拝見すると、虚弱体質で、手で触れただけでお腹に冷えを感じました。このお腹の冷えによって生じる腹痛を、「寒疝《かんせん》」といいます。西洋医学ではこういう考え方がないため、内視鏡検査などひととおり終えると、ほとんど慢性胃腸炎《まんせいいちょうえん》か過敏《かびん》性腸《せいちょう》症候群《しょうこうぐん》として扱われ、漫然と痛み止めや腸の痙攣を抑える薬が処方されます。しかしそれでは、体質の根本的な改善にはなりません。

最初Yさんには、エキス剤の**当帰四逆加呉茱萸生姜湯**《とうきしぎゃくかごしゅゆしょうきょうとう》を処方しました。このお薬は、名前を見てわかるとおり、当帰四逆湯《とうきしぎゃくとう》に、胃腸を温めて保護する作用のある呉茱萸《ごしゅゆ》と生姜《しょきょう》を加えたものです。**あまり体力のない方に向く処方で、このお腹を温める作用が、寒疝《かんせん》を改善します。**エキス剤をよく効かせるには、そのまま顆粒薬を口に含んでお湯で飲むのではなく、きちんとお湯で溶かしてから飲むことが大切です。これを続けたYさんから、「お腹の痛みはだいぶよくなりました。じつはいつも手足が冷たくて、指先が青白いんです。今度はしっかり体質を改善したいです」というお話がありました。

当帰四逆加呉茱萸生姜湯《とうきしぎゃくかごしゅゆしょうきょうとう》は手足の冷感が強い方に頻繁に使用されるお薬です。しかしYさんの場合、エキス剤では効果が限られていたようです。そのため症状をさらに改善させようと同じ薬の煎じ薬に切り替えました。以前、エキス剤に附子末を足したこともありましたが、最近便秘のときにこの附子末だけを飲んでいたこともあったようです。これは適切な飲み方ではありませんが、どうやら附子末を「便秘薬」と勘違いしていたことがわかりました。やはり体の奥底から冷えが存在するようです。Yさんはこれらの温めるお薬で速やかに腹痛や冷えが改善していきました。

CASE. 10

いつもお腹が張って痛くなります

――強い冷えとお腹の痛み（強い寒疝《かんせん》）⇩（煎じ薬）解急蜀椒湯《かいきゅうしょくしょうとう》（乾姜《かんきょう》・附子《ぶし》）

「いつもお腹の具合が悪く、すぐにお腹が張って痛くなります。その痛さが、尋常ではないくらい、つらいんです。排便も悪く、何日も便秘になったり、ピチャピチャした下痢になることもあります。これまでにいろいろな病院にかかり、相談してきましたが、便秘薬や下痢止め、鎮痛剤が処方されるだけで、ちっともよくなりません。漢方薬で、何とかならないでしょうか」

来院されたNさん（76歳）の顔つきは、「ここでほんとうに治るのかしら」という疑心暗鬼の雰囲気でした。お腹を拝見すると、複数回手術を受けてきた痕が見られます。腸が体内で癒着《ゆちゃく》しているのでしょうか、部分的にポッコリと腸の膨らみも見られました。腸の働きもふつうではなさそうです。

「じつは小さいころ盲腸の手術を受け、大人になってからは胆石《たんせき》や腸捻転《ちょうねんてん》の手術を受けました。その後腸の癒着が始まり、腸閉塞《ちょうへいそく》で入院したこともあります。その癒着を治すための手術も受けました」

これだけの既往があれば、お腹の機能はだいぶ低下していると思われます。この術後の腸の不穏な状態には、まず大建中湯《だいけんちゅうとう》エキスを処方しました。これも乾姜《かんきょう》が含まれ、冷えから来るお腹の症状の改善薬として定番です。しかし、いくつも病院を回ってきたというだけあって、Nさんにはあまり効果がありませんでした。

そこで、長い経過で腸がすっかり冷えて機能を損ねてしまったために生じる強い寒疝《かんせん》ではないかと考えました。**先ほどのYさんよりかなり重症の寒疝なので、体を温める作用の強い乾姜《かんきょう》と附子《ぶし》がともに配合された解急蜀椒湯《かいきゅうしょくしょうとう》というお薬を、煎じ薬で処方しました。**

「少し苦いけれど、お腹の張りや痛みが少なくなるみたいです。」

手術後などのようなきわめて強い寒疝《かんせん》には、この解急蜀椒湯《かいきゅうしょくしょうとう》がとても合うようで、Nさんの症状も徐々に快方に向かっていきました。

CASE.11

お腹から背中、後頭部まで痛くなります

――冷えとストレスの絡む腹痛⇒当帰湯《とうきとう》エキス（乾姜）

「もともと冷え症の体質です。お腹も弱く、お腹にガスがたまると便がゆるくなります。以前、よく下痢をして、過敏性腸症候群《かびんせいちょうしょうこうぐん》と診断されたことがありました。でも、最近お腹だけではないのです。背中からだんだんゾクゾクが始まり、肩から後頭部にかけて痛みも感じるようになってきました。体が冷えているせいか、生理痛もひどいです」

Rさん（46歳）は、少し神経質な方かもしれません。何か思い当たることがないか聞いたところ、次のように話してくれました。

「調子が悪くなったのは、実家の父が入院してからです。父の面倒を看ながら、家事もこなさなければならないので、毎日時間に追われています。父の病状も心配だし、睡眠不足も重なって、ストレスでいっぱいです」

このストレスが、症状の悪化に関係していそうです。Rさんのお腹を拝見すると軟弱で、胃のあたりをポンポンと叩くと水の音が響きました。いかにも冷えて弱そうなお腹です。このように、冷えとストレス性のお腹の痛みがあるときは、当帰湯《とうきとう》がよく合います。**このお薬には、お腹を温める大建中湯《だいけんちゅうとう》というお薬に、ストレスに絡む痛みを改善する生薬が含まれているからです。**

当帰湯《とうきとう》は、先ほどのYさんの当帰四逆加呉茱萸生姜湯《とうきしぎゃくかごしゅゆしょうきょうとう》や、Rさんの解急蜀椒湯《かいきゅうしょくしょうとう》と同じように冷えのお薬なのですが、お腹にガスがたまりやすいという症状から始まり、背中から胸まで痛むようなときによいとされています。また精神面を改善させる生薬が含まれるため、ストレス性の胸腹痛などにも応用できます。江戸時代には心臓病の治療に用いられたようです。

「先生、生理の痛みがなくなり、背中の冷えも楽になりました」

2週間後の再受診のとき、Rさんは笑顔でした。1か月後には頭痛も改善したそうです。結局、このお薬を半年間内服していただき、お腹の調子もすっかりよくなったと喜んでおられました。

CASE.12

食欲はあるのに、食べられません

──強い冷えと食欲不振➡人参湯加附子《にんじんとうかぶし》（附子理中湯《ぶしりちゅうとう》）エキス（乾姜《かんきょう》、附子《ぶし》）

「慢性胃炎があって、胃下垂《いかすい》と言われています。食欲はあるのですが、いざ食べてみると、あまり食べられません。ですから、なかなか太れません。やせているのに、便秘があるせいでしょうか。下腹がぽっこりふくらんでいます。もっと体力をつけようと水泳に通っていますが、お腹のふくらみが恥ずかしくて、プールサイドではいつもタオルで隠していいます。それから、手足がいつも冷えていて、年中寒さを感じます」

Kさん（74歳）のお腹を拝見すると、胃のあたりに冷たさを感じ、下腹はガスで膨満《ぼうまん》していました。冷えの症状が強いため、体を温める作用のある人参湯《にんじんとう》エキスに、附子《ぶし》という生薬を加えて、温める作用を強化しました。この処方を、附子理中湯《ぶしりちゅうとう》ともいいます。

Kさんのような体質は、胃腸の冷えが強く、働きまで低下してしまった状態といえます。食が細いと元気もなくなり、新陳代謝も悪そうです。

人参湯《にんじんとう》には、元気を回復させる人参《にんじん》と、乾姜《かんきょう》が含まれ、胃を温めて働きを回復させる作用があります。これに附子《ぶし》を足していますので、お腹が冷えきった方にぴったりのお薬です。附子《ぶし》は、火力の弱ったろうそくに火種を与えるように、これを加えると胃腸の力に勢いがつきます。

「これを飲んでいると体が温まる感じがします。手や足もポカポカするので、なんだか元気がでてきたみたい」

外来では少しずつ体力をつけていきましょうと話をしています。

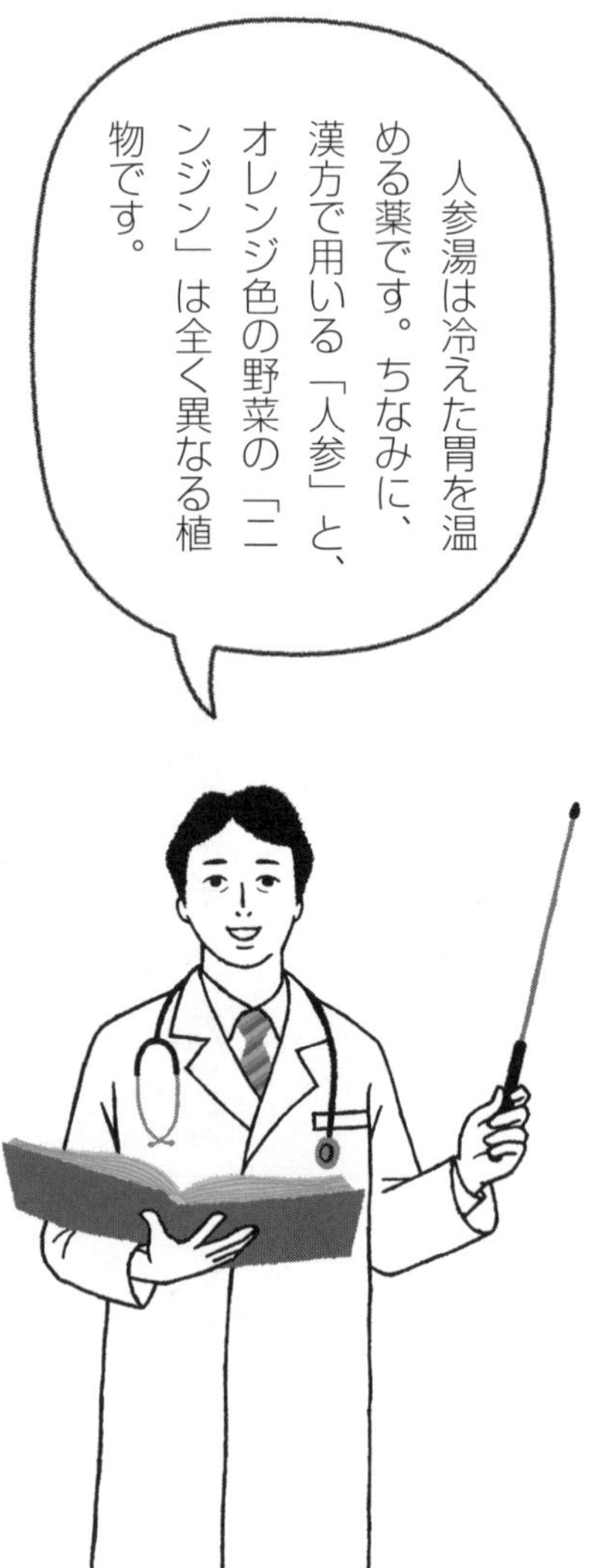
人参湯は冷えた胃を温める薬です。ちなみに、漢方で用いる「人参」と、オレンジ色の野菜の「ニンジン」は全く異なる植物です。

CASE.13

下痢が続いて、体もだるいです

──非常に強い冷えと下痢➡真《しん》武《ぶ》湯《とう》エキス（附子）

「1か月前から、下痢が始まりました。便は薄い色で、消化不良を起こしているようです。お腹に痛みはありませんが、下痢のためだるくて、めまいもあり、手足も冷えやすくなりました。自宅近くの診療所で内視鏡検査を受けましたが、腸には問題がないそうです。その診療所で下痢止めのお薬をいくつかもらいましたが、薬が切れるとまた下痢が始まります。五苓散《ごれいさん》という漢方エキスを処方してもらいましたが、あまり効果はありませんでした。下痢が心配で、どこにも行けません」

下痢も、お腹の冷えの典型的な症状です。Wさん（86歳）のお腹を拝見すると力がなく、軽く叩くとポチャンポチャンと水の音が聞こえました。お腹が強く冷えた結果、水分がたまって腸の働きが悪くなっています。そのため食べたものが消化されず、だるいのでしょう。お腹の痛みはありません。

こういう強いお腹の冷えから生じる下痢には、五苓散《ごれいさん》よりも真武湯《しんぶとう》エキスが合います。どちらも水をさばくお薬ですが、真武湯《しんぶとう》には、体を温めて腸の働きを改善させる附子《ぶし》が含まれています。これによって腸に元気の火種がつきます。

このお薬は、**新陳代謝が低下した虚弱な方に処方できますが、なかでも雲の上を歩いているようにふわふわして、地に足がついていないような感じのする方や、真っすぐ歩こうとするのに横にそれてしまうような、まるで船酔いのような感じのする弱々しい方に合うとされています。**体の不要な水分をさばき、新陳代謝を上げていこうというお薬です。下痢をしていても、お腹に痛みを訴えない方の方が多いかもしれません。

この薬を内服してから、Wさんの下痢もようやくおさまってきたようです。

うそのような冷え症（1）――真寒仮《しんかんか》熱《ねつ》

いったい、どんな冷え症かと思われるでしょう。冷え症は「水」と「血」のゆがみによって、「寒」「熱」のバランスが崩れるものです。その寒と熱の区別がわかりやすい場合はいいのですが、寒なのか熱なのか、一見してわからないようなものもあります。それが、「真寒仮《しんかんか》熱《ねつ》」、「真熱仮《しんねつか》寒《かん》」、「虚寒《きょかん》と虚熱《きょねつ》」です。予想を超えて体内でひどくゆがんだ状態といえます。まずは「真寒仮熱」の症例をご紹介しましょう。

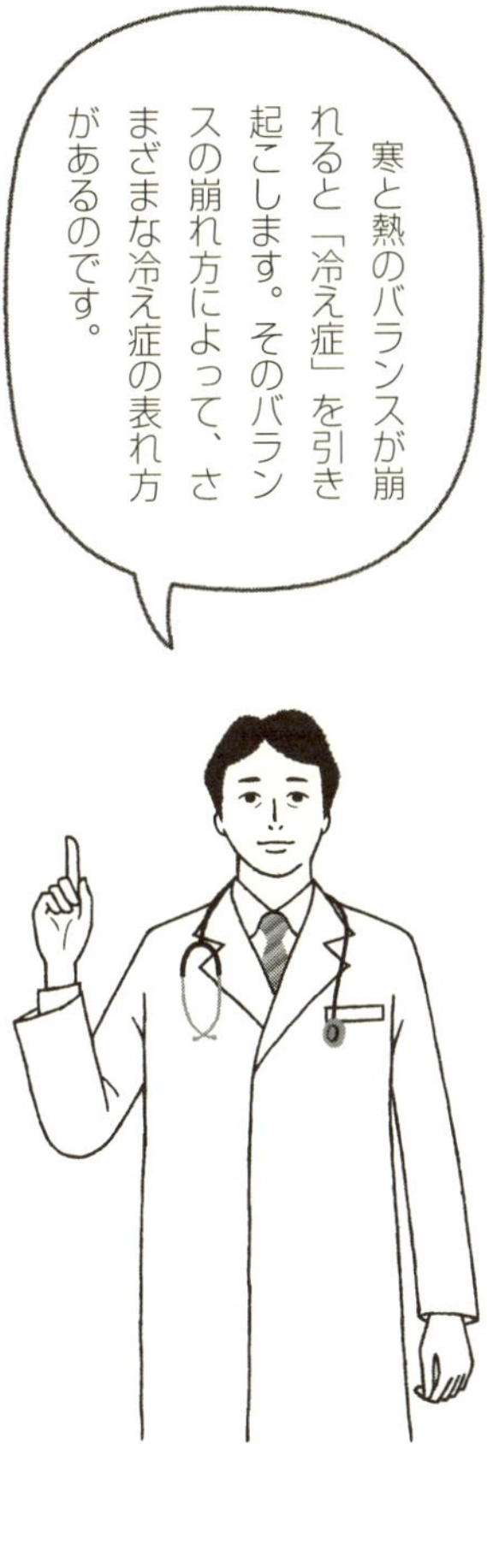
寒と熱のバランスが崩れると「冷え症」を引き起こします。そのバランスの崩れ方によって、さまざまな冷え症の表れ方があるのです。

CASE.14

風邪なのに熱が出ず、すごく寒い

――非常に強い冷えと微熱⇒麻《ま》黄《おう》附《ぶ》子《し》細《さい》辛《しん》湯《とう》エキス、（煎じ薬）茯苓四逆湯《ぶくりょうしぎゃくとう》、桂姜草棗黄辛附湯《けいきょうそうそうおうしんぶとう》

「数日前に夫が風邪をひいて、私にもうつってしまいました。熱はないのですが、喉の違和感があります。それに、すごく寒くてだるくてしかたありません。あまりにも調子が悪いので救急で総合病院を受診し、ビタミン剤の点滴を打ってもらいました。点滴を受けると楽になるもの……と思っていましたが、意外にもそうではなく、むしろ寒気が増して、よけい調子が悪くなってしまいました」

これがOさん（85歳）の訴えです。風邪をひくとたいてい熱が出るものですが、Oさんの熱を測ると36・1℃でした。たしかに熱は出ていないようですが、ふだんの体温は35℃前後だということなので、これでも微熱といえます。

Oさんのように、風邪をひいてもそれほど熱が出ずに寒気ばかり続く場合があります。漢方では、これを「直中《じきちゅう》の冷え症」といいます。これは、はじめから体が虚弱のため熱を出す体力さえないのです。

このようなときに点滴をすると、効果がないばかりか、逆に調子が悪くなってしまうことがあります。体の芯が冷えているところに低い温度の液体が体に入ると、よけい冷えて寒気が強くなるからです。このような体質の方には、点滴液を温める工夫が必要です。当院でも専用の保温器を用いて点滴をすることがよくあります。

さて、Oさんへのお薬は、喉の症状に対して**麻黄附子細辛湯《まおうぶしさいしんとう》エキス**を処方しました。**これは虚弱で熱も出ないような方がのどや頭の症状を訴えたときに、体の底から冷えを温める効果があります。**ただし飲むときは、粉薬として飲み込むのではなく、お湯に溶かして飲むように指導しました。

2週間後、Oさんが再び来院されました。

「先生、この薬を飲んで喉の症状は改善しましたが、今度は下痢が始まってしまいました。便は色の薄い、水便です。薬の影響ではないでしょうか」

お腹を拝見すると、水分がお腹にたまった状態で、胃のあたりに冷えを感じました。微熱があるというものの、体質としては冷えがあり、微熱は仮の熱ではないかと判断しました。これは「真寒仮熱《しんかんかねつ》」という状態で、寒さとだるさを訴えます。微熱ながら熱があるように見えますが、体力のない方（虚証《きょしょう》）が、冷えて、体をうるおす水分を欠いた、ひどくゆがんだ状態です。微熱も調和できません。あとで述べる「虚熱《きょねつ》」の一つともいえます。体力のある方（実証《じっしょう》）の悪寒発熱とは異なります。

そのため煎じ薬の**茯苓四逆湯《ぶくりょうしぎゃくとう》**を処方しました。**乾姜《かんきょう》、人参《にんじん》、附子《ぶし》といった温める作用の強い生薬が配合されており、内臓の底から温め新陳代謝をあげるお薬です。虚弱な方の下痢によく効きます。**

Oさんはその後速やかに回復し、体調を維持できているそうです。漢方薬がすっかり気に入って、体質を変えるためにしばらく継続したいとおっしゃっています。

さてOさんのように熱の出ない風邪を、「陰証《いんしょう》の風邪」といいます。陽証《ようしょう》の風邪とは、高熱が出るなどの派手な症状が出ますが、陰証の風邪は熱が出ずおとなしいので、西洋医学では見落とされがちです。また、よいお薬もありません。そういう症状でも、漢方薬なら対処できます。

ちなみにこのOさん、風邪をひきやすく、よく私のところに来られます。微熱や喉の症状があるときは麻黄附子細辛湯《まおうぶしさいしんとう》でよいのですが、ただ顔色が悪くなっている風邪のときもあります。そんなときは、麻黄附子細辛湯《まおうぶしさいしんとう》に桂枝湯《けいしとう》を合わせたような、桂姜草棗黄辛附湯《けいきょうそうそうおうしんぶとう》という難しい名前のお薬を処方します。煎じ薬で処方することが多いのですが、エキス剤でも似たお薬が作れます。

これまでにOさんはこのお薬で元気になった経験もあるため、これを処方すると「そうそう、やっぱりこれ」とほほ笑んで、お帰りになられます。

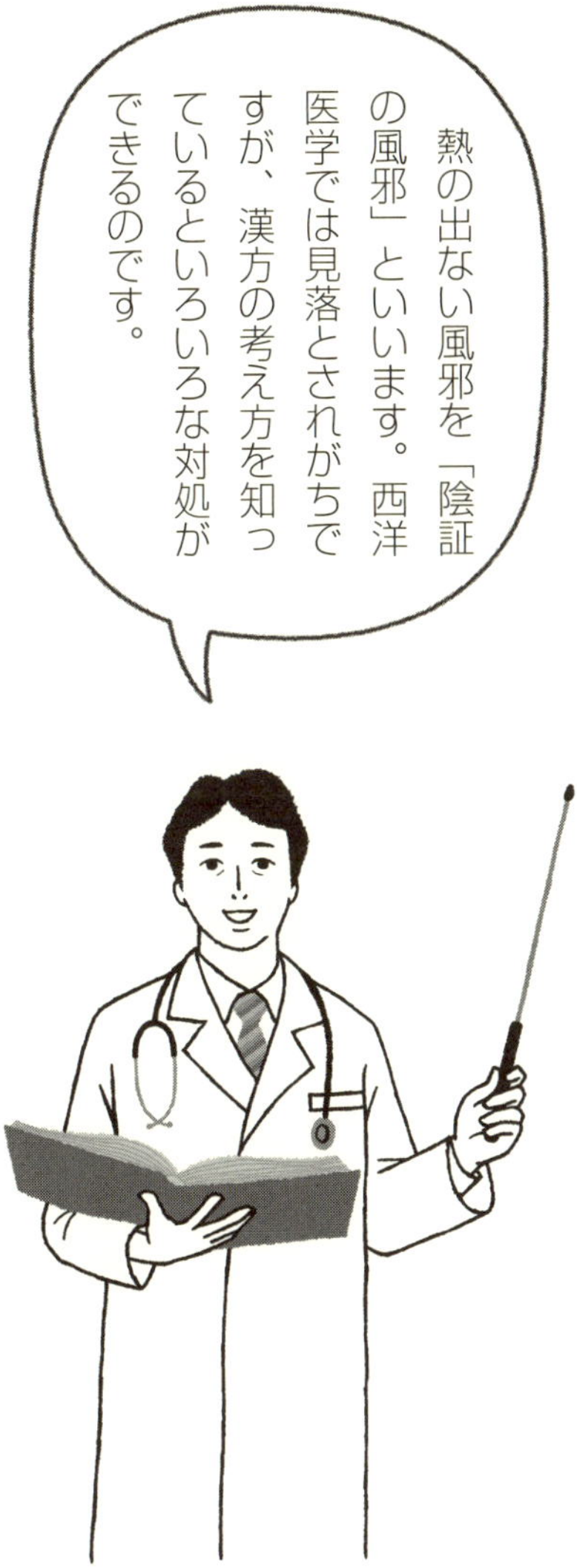
熱の出ない風邪を「陰証の風邪」といいます。西洋医学では見落とされがちですが、漢方の考え方を知っているといろいろな対処ができるのです。

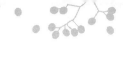

うそのような冷え症（２）――真熱仮寒《しんねつかかん》（熱厥《ねつけつ》）

CASE.15

手足が冷たいのに、気のせい？

――冷えていないのに手足に冷感➡四逆散《しぎゃくさん》エキス

「最近、手足が異常に冷たく感じるようになりました。友人から冷え症だと言われたので、体を温める工夫もいろいろしているのですが、あまりよくなりません」

手足の冷えが気になって来院されたFさん（28歳）です。お腹を拝見すると、緊張感が伝わってくるように腹直筋が張っています。これは自律神経が過敏になっているサインです。しかし、軽く手足にも触れてみましたが、ご本人が言うほど冷感は伝わってきません。

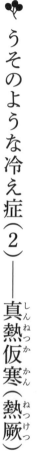

そのようにFさんに伝えると、Fさんはこんなことをおっしゃいました。

「もともと私は神経質なほうで、考えすぎて眠れないことがあります。人前に立つことも嫌いで、勤め先での会議でも緊張してしまい、胃が痛くなってしまうこともあります。
また、人の集まる場所に行くと、クラクラめまいや動悸《どうき》が起きます。別の内科で、先生から『それは全部気のせいだ』と言われてしまいました。心療内科ではパニック障害と言われ、軽い不安薬をもらって飲んでいます。手足の冷えも、気のせいでしょうか」

そこで「手足の冷えはほんとうの冷えではなく、熱が体をめぐっていないため」と考えました。これは真熱仮寒《しんねつかかん》の状態で、「熱厥《ねつけつ》」ともいいます。本当は体に熱（体温）が維持されているのですが、バランスが狂い体全体まで熱がめぐっていない状態です。もしかしたら熱がめぐっていないように感じているだけかもしれません。きっと自律神経やホルモンのゆがみがあるのでしょう。漢方では「気」の異常を考えます。そのためFさんには、気のめぐりをよくして、心を落ち着かせる**四逆散《しぎゃくさん》エキス**を処方しました。**この薬は、神経過敏の方に合う薬です。**

「この薬を飲んでから、緊張しなくなり、人出の多いところにも行けるようになりました。手足の冷えもいつの間にかなくなって、最近はよく眠れます」

四逆散《しぎゃくさん》は、「気」を調和するお薬で、「漢方薬の精神安定剤」といわれています。**これを内服すると、自律神経の働きがよくなり、さまざまなゆがみ症状が改善します。**

四逆散《しぎゃくさん》の発展処方

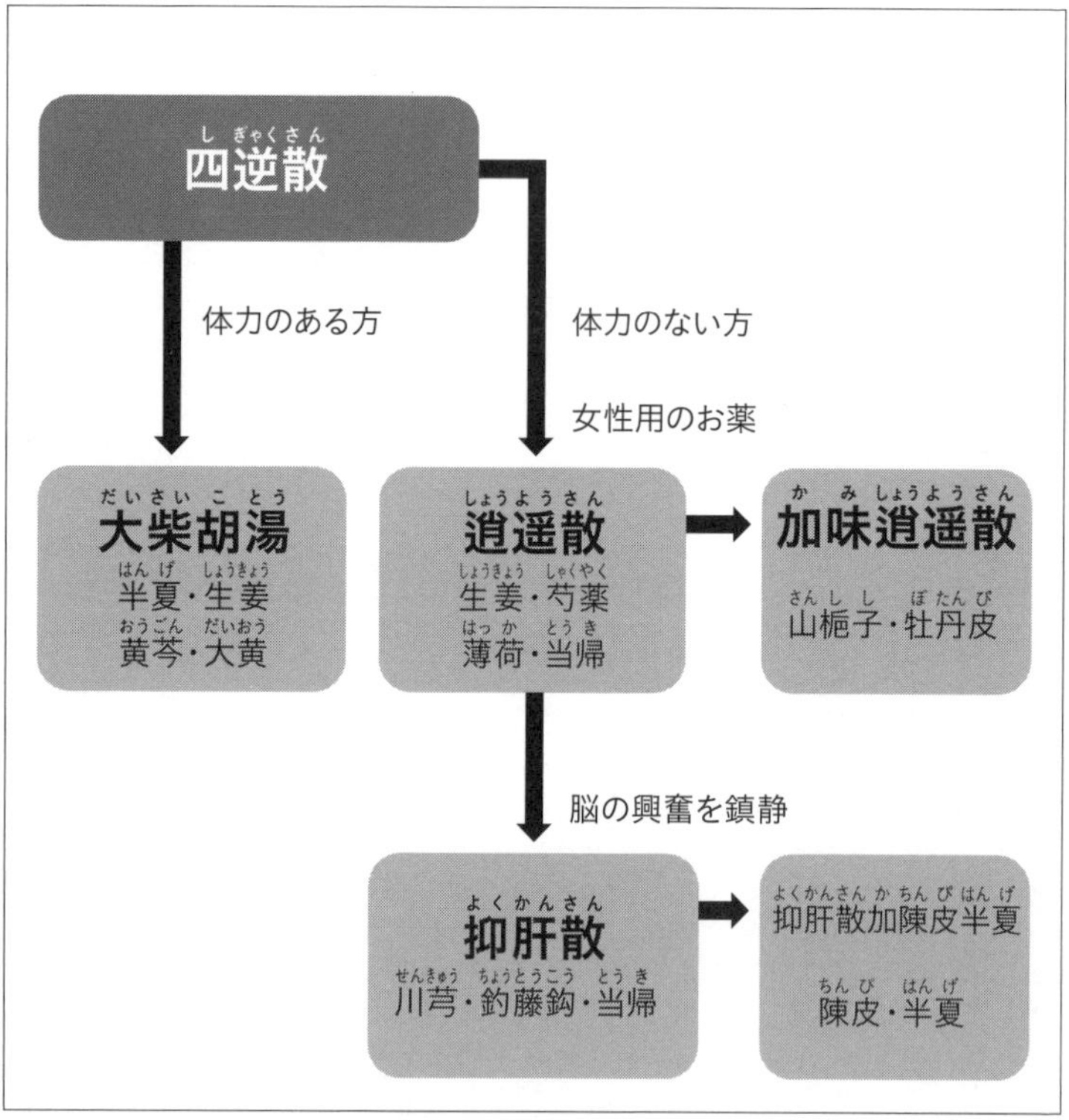

四逆散は自律神経の働きをよくし、さまざまなゆがみ症状を改善するお薬です。この四逆散から多くの漢方薬が発展し、図のような病態や体質によりこれを使い分けています。これを「発展処方」といいます。

うそのような冷え症（3）——虚熱《きょねつ》

CASE.16

冷えているのに、足の裏だけ熱《あつ》いです

——足裏のほてり ⇒（煎じ薬）八味《はちみ》地黄丸料《じおうがんりょう》

「毎年暑くなってくると、足の裏だけが熱くほてります。寝ているときも足がほてって、布団から足だけ出して寝ていますが、気持ちが悪くて、なかなか寝つけません。顔もほてっていないし、手や足全体はむしろ冷えている感じがするのに、足の裏だけほてっているのです。靴下やストッキングをはくと熱いので、自宅ではいつも素足でいます。でも、足元は寒く、けだるいのです。

昨年の夏も同じ症状があり、アイスノンを足の裏に当てて寝てみたのですが、かえって気持ち悪くなって眠れなかったことを思い出します。婦人科で相談をしたら、自律神経の

影響だと言われました」

Lさん（48歳）は、足全体は冷えているとおっしゃっている一方、足の裏だけにほてりを感じているようです。足全体に強い冷えがあり、漢方のとらえ方では、体をうるおす体液が不足しているのでしょう。体液が不足しているため熱をうまく調和できず、足の裏にほてりが出てしまっています。これを虚熱《きょねつ》といい、ゆがみの際立った状態です。（図）。

足は加齢に伴う変化がおこりやすく、漢方では腎虚《じんきょ》の症状と考えます。腎《じん》とは生命力を表す漢方の言葉で、加齢とともに腎力《じんりょく》が低下した状態を腎虚《じんきょ》といいます。

40代半ば以降、男女とも体力が低下し、白髪、老眼、しわなどの加齢現象が現れます。これらは、腎虚《じんきょ》によるものです。さらにこの年代は職場や家庭に難題を抱えていることも多く、疲労やストレスから気力が低下し、うつっぽくなることも少なくありません。そのため腎虚は、加齢に伴う臓器の衰えだけではなく、疲労やストレスが引き起こす体調不良の症状すべてを指します。

40代は海外ではミドルエイジ・クライシス（中年期の危機）と呼ばれ、体が変化し、人生が転換期を迎える時期とされています。男性では厄年《やくどし》にあたります。また男女ともに更

足の裏だけが熱い

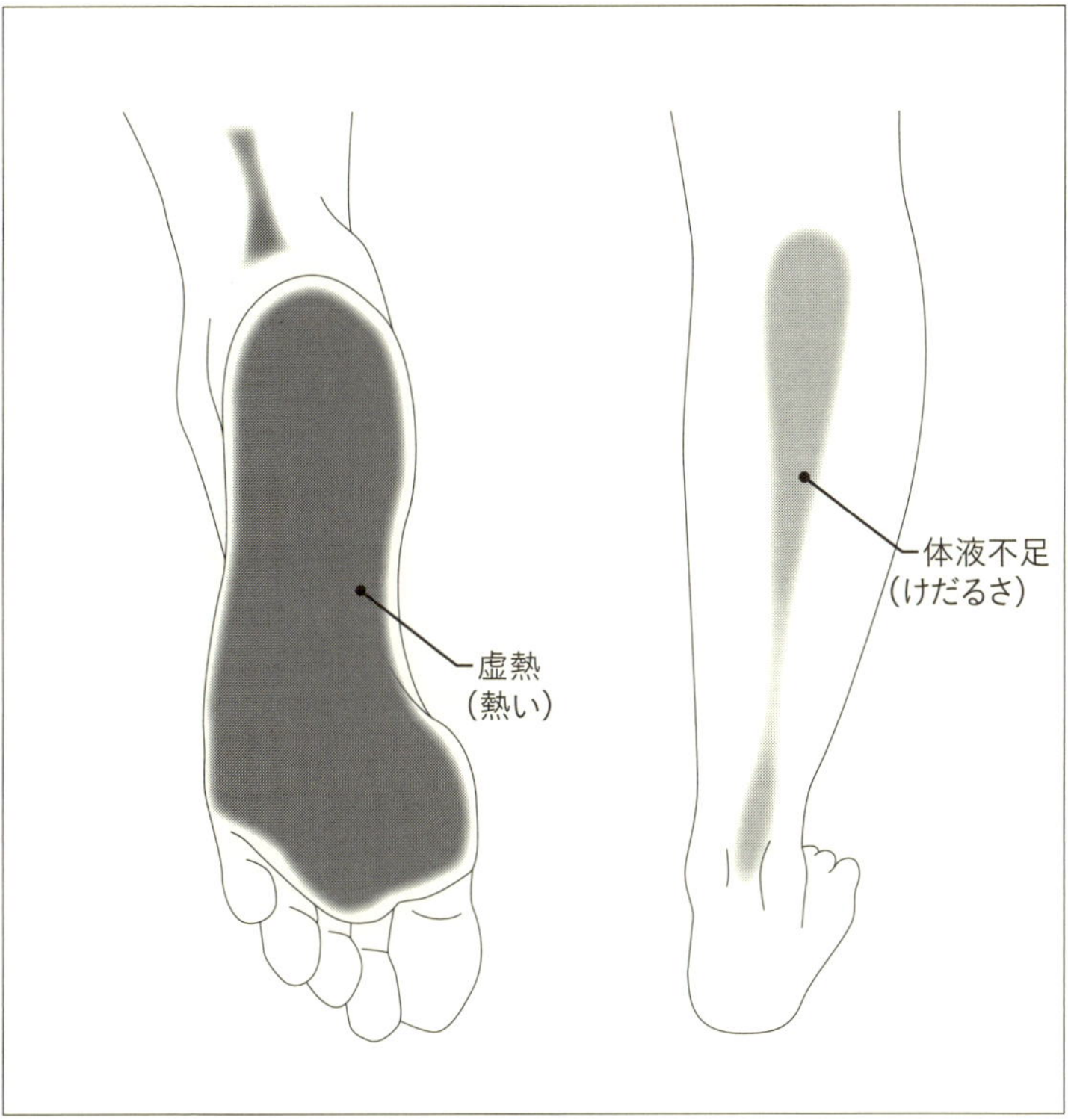

体をうるおす体液不足がこうじて足の裏に強いほてりが生じます。これは加齢とともに腎力が低下した腎虚(虚熱)によるものです。熱と寒のバランスが強くゆがんだ結果です。

年期の症状といえます。

腎虚《じんきょ》に伴う足の裏の症状は、先ほど述べたように体の奥底に体液不足が存在します。ですから、体を冷やすお薬や冷たい湿布では改善しません。また西洋医学でいう水分の有無でもありません。外来でも「私はいつも水分を取るようにしています」という返事をいただくこともありますが、単に水を飲めばよいというものではないのです。

漢方では、体液不足によって寒《かん》の割合が低下し、相対的に熱《ねつ》の割合が増している状態と考えます。このような寒と熱のゆがみには、体にうるおいを与える滋潤《じじゅん》という治療を優先させます。

滋潤《じじゅん》の治療は、地黄《じおう》という生薬を含む漢方薬を用います。これに相当するのが、八味地《はちみじ》黄丸《おうがん》、牛車腎気丸《ごしゃじんきがん》、六味丸《ろくみがん》です。Lさんは熱の不足もあるため、地黄《じおう》に元気の火種をつける附子《ぶし》を含む八味地黄丸《はちみじおうがん》を煎じ薬で処方し、様子を見ています。

これらのお薬はエキスでも用意できるのですが、効果がきわめて限定的のようです。したがって、煎じ薬での治療が必要な印象があります。

煎じ薬にする際には、乾燥させた地黄《じおう》にするか、酒で蒸した熟地黄《じゅくじおう》にするか判断を必要とします。これらには、体の芯にうるおいをもたらす作用があります。しかし、地黄《じおう》は胃にもたれる副作用があるため、胃腸の弱い方は、十分の量が投与できません。胃腸の状態は、お話や舌やお腹をみて判断しますが、特に舌に白い苔がついている方は、他の漢方薬で胃を丈夫にする治療を優先させたり、併用したりすることもあります。いずれにしても、改善には時間がかかるので、根気よく治療を続けていただくことになります。

「冷え症」は日本人の宿命？　なぜこんなに多いのか

かつて、冷え症は大和なでしこの象徴、あるいは特徴だと考えられていました。しかし最近は男性でも冷え症の方が増えて、必ずしも女性の症状とは言えなくなってきました。いまの日本は、私から見ると「一億総冷え症」と言ってもいいくらい、冷え症が蔓延しています。ご本人が自覚していなくても、話を聞くと、ほぼ例外なく冷えを抱えています。

その背景には、日本特有の事情があります。

ご存知のように、日本は海に囲まれた島国です。そのため雨が多く、湿度が高いという気象条件にあります。湿度が高いところに住んでいれば、その影響で体に水が停滞する水《すい》毒《どく》が多くなります。水は体を冷やしますから、どうしても体が冷えやすくなります。

このように日本人の体質には、水毒《すいどく》という冷えの原因がベースにあるのです。

それに加えて、急速に変化した衣食住の環境が、冷えに拍車をかけました。流通網が発達して、季節を問わず体を冷やす食品を食べたり飲んだりできます。また、エアコンが普及し、スイッチ一つで夏は涼しく、冬は暖かい住環境がふつうになりました。

さらに女性の間では、お洒落な薄着ファッションが流行しています。クーラーの効いた部屋でも薄着ですし、冬でも暖房が効いているので薄着です。体を動かす割合も減ってきて、筋肉の量が減り、脂肪と水分もたまりがちです。

もともと春夏秋冬のある日本では、暑い夏は汗をかいて熱を逃がし、体を冷やす食品を食べて暑さをしのいできました。冬は新陳代謝を上げたり、血管を収縮させて熱を逃がさないようにしたり、食べものは温かいものを選び、体の冷えを防いできました。そうやって、温度変化を肌で感じ、それに対応する能力を子どものころから鍛えてきました。

ところが、ここ数十年の間に急速に起きた生活スタイルの変化で、日本人は寒暖の変化に対応する能力も知恵も失いつつあります。その結果が、冷え症の蔓延といえます。

なぜこんなに多様な症状が出るのか

体が冷える原因は、次のように分析できます。

❶胃腸が弱く、エネルギー源となる食べ物を吸収できない
❷加齢によって新陳代謝が低下する
❸筋肉の量が減って熱を産生できない
❹血液循環が悪い

これをひと言でいうと、体内で熱を作れず、全身に熱を運搬できない状態です。そのため、体のいろいろなところが冷えて、多様な症状が出てきます。

また女性に冷えの症状が顕著なのは、女性特有の体型が関係しています。女性は子どもを産み、育てるために、大きな骨盤《こつばん》を中心に血液がめぐりやすくなっています。この血液の流れがいつもスムーズならいいのですが、二足歩行で立つと、骨盤はちょうど洗面器のように血液の受け皿になってしまいます。そこに、ホルモンなどの影響を受けて血流が滞

ると、骨盤内に血がたまりやすくなってしまうのです。

血は水分の一種なので、水も一緒に骨盤にたまっていきます。つまり、骨盤内にはお血《けつ》と水毒《すいどく》が生じやすいのです。さらにお腹は体の中心ですから、その影響はすぐに全身に及びます。お腹が冷えて胃腸の機能が低下したり、内臓筋《ないぞうきん》や骨格筋《こっかくきん》に血液が届かずにコリや痛みが出たり、お腹の血流が滞って月経異常が起きたりします。

このように漢方では、冷えはお血と水毒の結果と考えています。

一見わかりにくい冷え症

「ウソのような冷え症」のところでお話ししたように、一見冷え症とはわからない冷え症もあります。足は冷えているのに頭はのぼせていたり（冷えのぼせ）、手足はポカポカするのに背中はゾクゾクするようなケースです。部分的には熱いのに、別のところは冷えていて、「いったい私の体はどうなっているの？」と思ったりすることもあるでしょう。

これが、「真寒仮熱《しんかんかねつ》」「真熱仮寒《しんねつかかん》」の状態です。体の芯は冷えているのに体表面はむしろ

真寒仮熱《しんかんかねつ》と真熱仮寒《しんねつかかん》

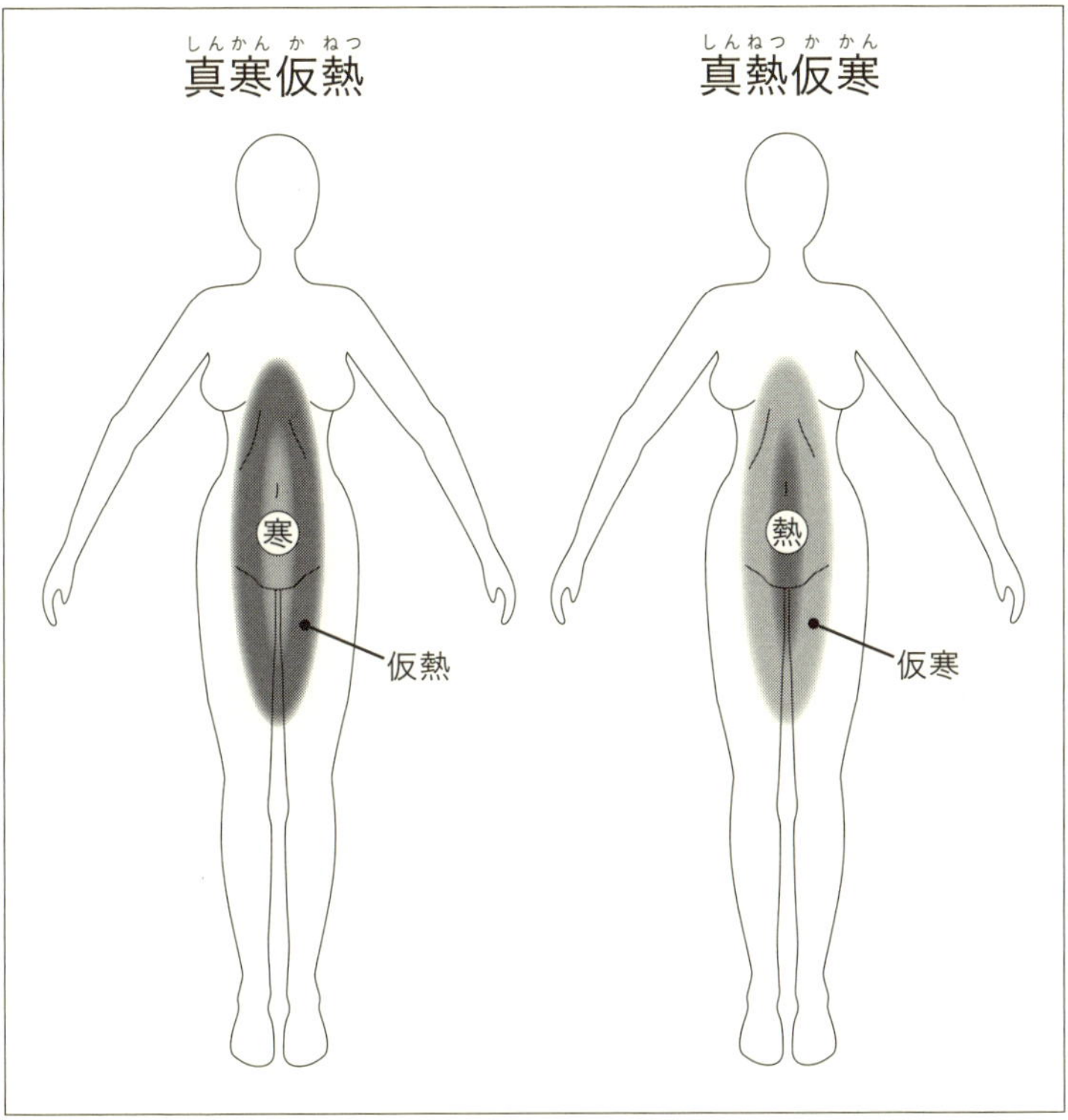

体の芯は冷えているのに表面は熱のあるような状態を「真寒仮熱」といいます。
また、その逆の状態を「真熱仮寒」といいます。

微熱を持っているように感じる現象を「真寒仮熱《しんかんかねつ》」、逆に体の芯に熱があるのに体表面は冷たいように感じる現象を「真熱仮寒《しんねつかかん》」といいます。どちらも寒《かん》と熱《ねつ》がきちんと存在しているのに、バランスにゆがみが生じています。

これをいちばんイメージしやすいのは、お風呂をわかしたときです。お湯がわいたと思って手を入れたら、湯船の上のほうは熱いのに、下のほうは冷たいという経験をしたことがあるでしょう。それと同じように、体の熱をうまくかき回せていない状態です。

原因は、加齢やストレスが関係していると考えられています。どちらも冷え症ですが、一見しただけでは判別できないところを正しく診断するのが、漢方医としての腕の見せ所です。

いずれにしても、きわめて大きなゆがみといえます。

冷え症に効く西洋薬はない

こんなに冷え症が多いのに、西洋医学には「冷え症」という考え方（病気）はありません。したがって冷え症に効く薬もありません。西洋医学で冷え症の症状を治すとしたら、それぞれの症状をそれぞれの専門科で診てもらうことになります。めまいや耳鳴りなら耳鼻咽喉科、下痢や便秘なら胃腸科、肩こりや腰痛なら整形外科……という具合です。するといったいいくつの科にかからなければならないでしょう。薬も、山のように飲まなくてはならないでしょう。

またこれらの身体症状に伴って、心の病気が付随することもあります。そうなると、ますます西洋医学では手に負えなくなります。

冷え症で当院に通っていた患者さんが、ご主人の仕事の都合で海外に1年間移住することになりました。その間、お薬をどうしたらよいか相談に来られました。いつも煎じ薬を服用されていましたが、当然、煎じ薬を出すことはできないので、体を温めるエキス剤を90日分処方することにしました。それを持っていくのに、薬ですからチェックが厳しく、証明書を添付する必要があるのだそうです。

ところが、英語には「冷え症」という単語はありません。苦肉の策で私が書いたのは、「too sensitive to cold」、訳すと「冷えに非常に敏感」ということです。これで空港を無事通り抜けられたようですから、世界の認識はその程度だということです。

では、欧米人は冷えを感じないのか、という疑問がわいてきます。その答えはわかりませんが、ひたすら科学的に、目に見える物質的病因を追求したものが西洋医学ですから、興味の対象ではなかったのかもしれません。

一方、日本は特有の気候風土を背景に、冷え症が蔓延しやすかったのでしょう。日本で発展した漢方が冷えの治療を得意とするのは、必然性があったということです。

冷えの強さで変える、体を温める漢方薬

体が冷えるというゆがみに対しては、温める作用のある生薬を用いて、不足を補正します。冷え症は、軽い冷えから非常に強い冷えまで人によってさまざまですが、冷えの程度に応じて選ぶ生薬が変わってきます。

❶冷え…四物湯類《しもつとうるい》（当帰《とうき》、川芎《せんきゅう》、地黄《じおう》）、呉茱萸《ごしゅゆ》

❷強い冷え…乾姜《かんきょう》

❸非常に強い冷え…附子《ぶし》

体の表面と内臓の冷え

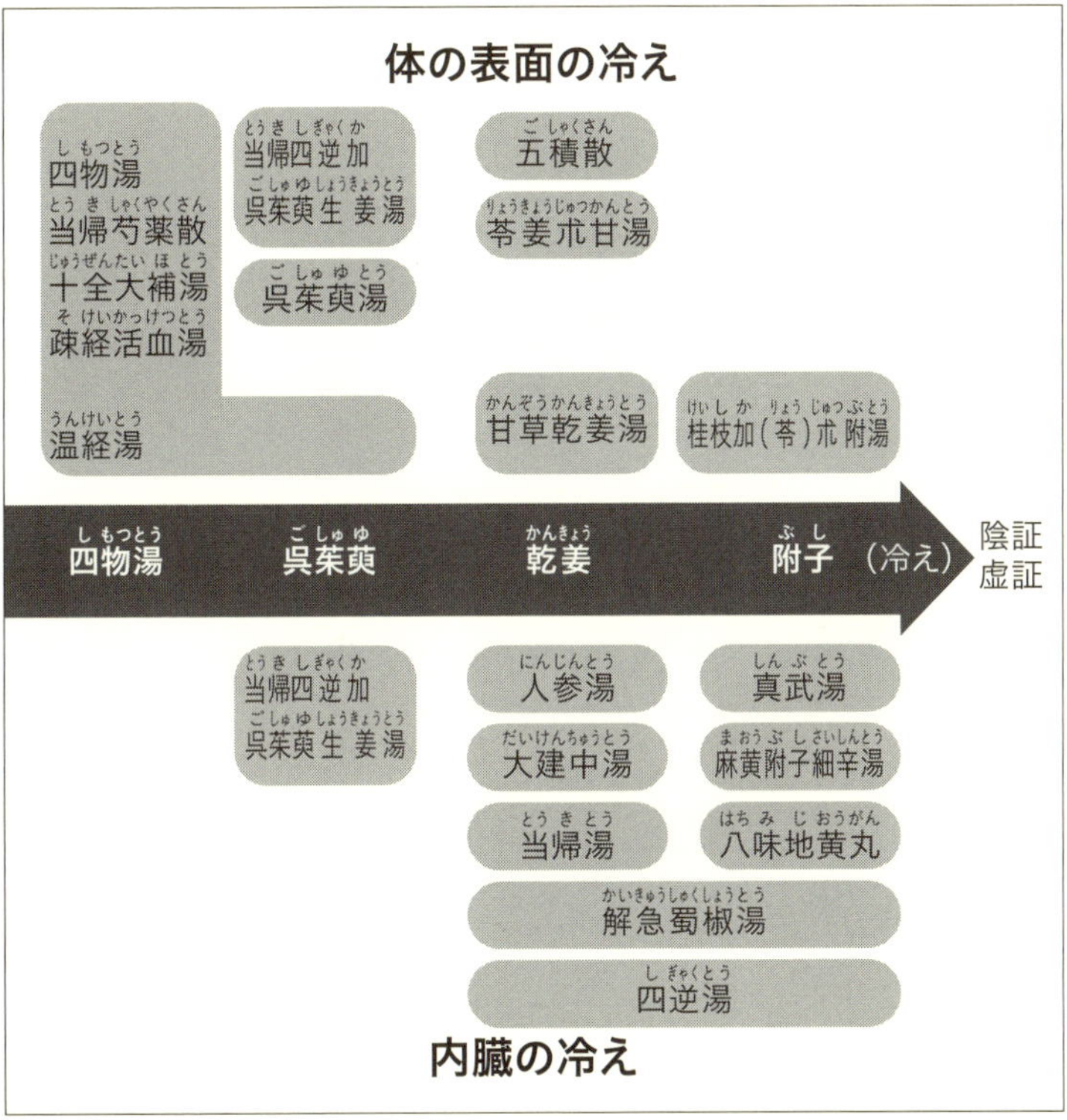

「軽い冷え」のときは、まず四物湯類を選択します。これには血液循環を改善させ体を温める生薬が含まれています。また「呉茱萸」にも体を温める作用があり、これを含むお薬を用いることがあります。「強い冷え」には「乾姜」を、「非常に強い冷え」には「附子」を含むお薬を用います。

図にあるように、冷えの強さに応じて、それぞれの生薬を配合した薬を使います。この章でご紹介した冷えの症例も軽い冷え症から順に重症の冷え症に配置し、それにしたがって薬も、図の矢印の方向に変わっていきます。

冷えに対する四物湯《しもつとう》の発展処方と呉茱萸《ごしゅゆ》を含む処方

冷えは、一般的に「体表の冷え」から始まります。症例を見ていただいてわかるように、まず手足の冷えを訴える方が多く、それから内臓の冷えに進展していきます。

一般的な段階の冷えのときは、当帰《とうき》、川芎《せんきゅう》、芍薬《しゃくやく》、地黄《じおう》という四つの生薬で構成される四物湯類《しもつとうるい》を選択します。四物湯《しもつとう》は「何をしたいか」という目的に応じて「＋α《プラスアルファ》」の生薬を足し発展変化しました。これらのお薬がゆっくり、時間をかけて血液の循環を改善させます。冷えには、当帰芍薬散《とうきしゃくやくさん》や、温経湯《うんけいとう》、十全大補湯《じゅうぜんだいほとう》、疎経活血湯《そけいかっけつとう》などを処方します。

また呉茱萸《ごしゅゆ》にも体を温める作用があり、これを含む薬を用いることがあります。呉茱萸《ごしゅゆ》は苦みの強い生薬ですが、体質に合うとそれほど苦みを感じません。呉茱萸《ごしゅゆ》を含む漢方薬

四物湯《しもつとう》と発展処方

四物湯《しもつとう》

当帰《とうき》・川芎《せんきゅう》・芍薬《しゃくやく》・地黄《いおう》

＋ α

人参《にんじん》、四君子湯《しくんしとう》(胃腸を元気にする)

十全大補湯《じゅうぜんたいほとう》・人参養栄湯《にんじんようえいとう》
大防風湯《だいぼうふうとう》・温経湯《うんけいとう》

黄連解毒湯《おうれんげどくとう》(熱を冷ます)

温清飲《うんせいいん》・柴胡清肝湯《さいこせいかんとう》
荊芥連翹湯《けいがいれんぎょうとう》・竜胆瀉肝湯《りゅうたんしゃかんとう》

麦門冬《ばくもんどう》、天門冬《てんもんどう》(咳を止める、痰を除く)

滋陰降火湯《じいんこうかとう》

荊芥《けいがい》、防風《ぼうふう》(痒みを止める)

当帰飲子《とうきいんし》

阿膠《あきょう》、艾葉《がいよう》(出血を止める)

芎帰膠艾湯《きゅうききょうがいとう》

烏薬《うやく》、益母草《やくもそう》(痛みを止める)

芎帰調血飲《きゅうきちょうけついん》

牛膝《ごしつ》、威霊仙《いれいせん》、桃仁《とうにん》(血と水を安定させる)

疎経活血湯《そけいかっけつとう》

釣藤《ちょうとう》、黄耆《おうぎ》(血圧を下げる)

七物降下湯《しちもつこうかとう》

四物湯は、「当帰、川芎、芍薬、地黄」の生薬で構成されています。この薬が中心となり「＋α」が追加され、目的に応じいろいろなお薬が発展しました。

には、呉茱萸湯《ごしゅゆとう》、当帰四逆加呉茱萸生姜湯《とうきしぎゃくかごしゅゆしょうきょうとう》や温経湯《うんけいとう》などがあります。

強い冷えに対する甘草乾姜湯《かんぞうかんきょうとう》の発展処方

体表の冷えが強くなって、痛みやしびれの症状を強く訴えたり、内臓が冷えて寒疝《かんせん》などを伴うようになると、温める作用の強い乾姜《かんきょう》が配合された漢方薬を用います。

もともとこの二つの生薬で構成された甘草乾姜湯《かんぞうかんきょうとう》があり、それから発展したと考えられる苓姜朮甘湯《りょうきょうじゅつかんとう》、人参湯《にんじんとう》、大建中湯《だいけんちゅうとう》、五積散《ごしゃくさん》などを処方します。

大建中湯《だいけんちゅうとう》は、後に述べる建中湯類《けんちゅうとうるい》の一つで、強い冷えを改善して、胃腸を丈夫にします。

これから発展したお薬に、当帰湯《とうきとう》や解急蜀椒湯《かいきゅうしょくしょうとう》があります。

甘草乾姜湯《かんぞうかんきょうとう》からの発展処方

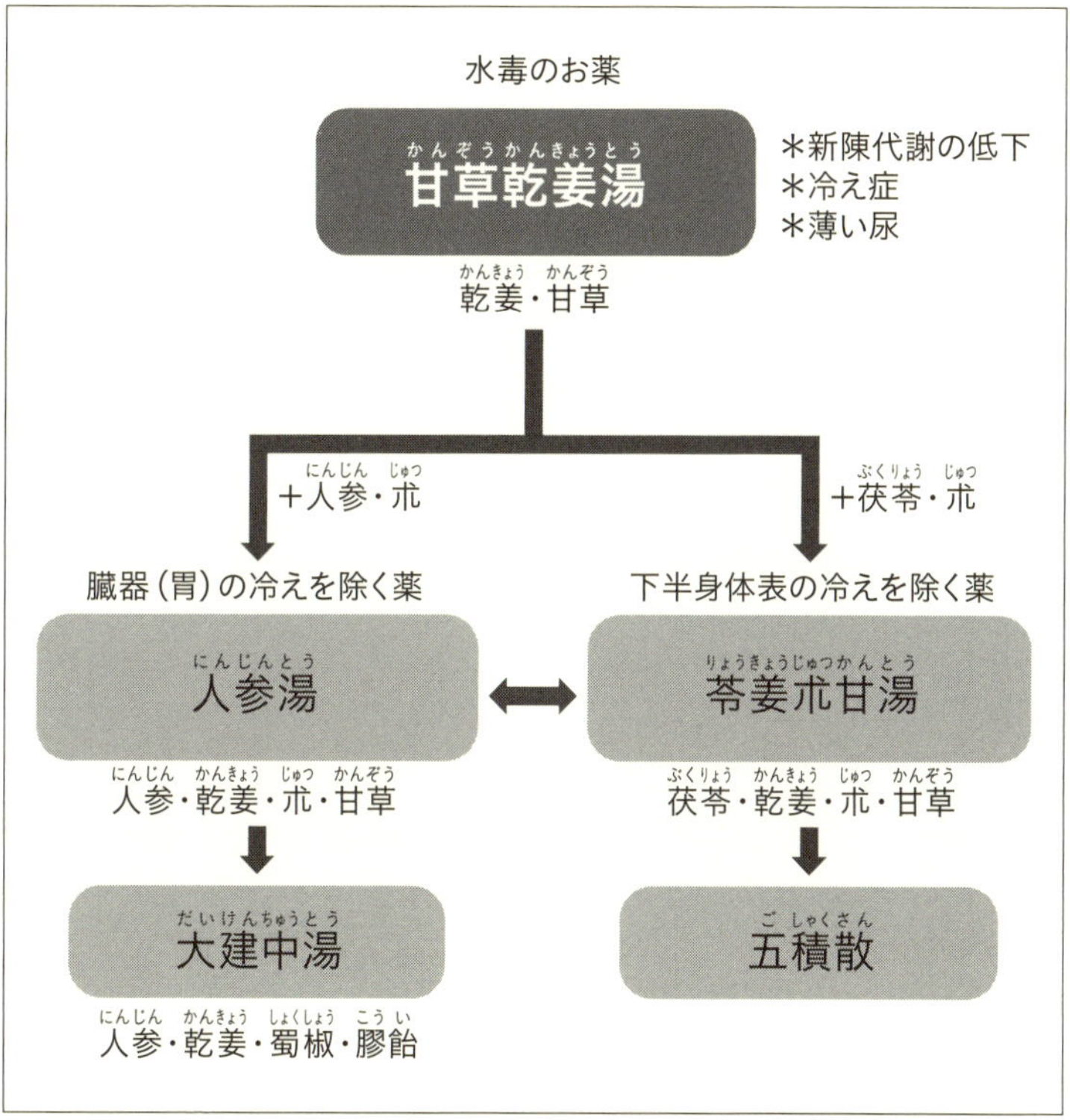

「強い冷え」のときに用いる生薬に「乾姜」があります。「甘草」とあわせた甘草乾姜湯が基本となり、人参湯や苓姜朮甘湯が発展しました。人参湯には胃を温める作用があります。またこの「人参」を「茯苓」に変えた苓姜朮甘湯には腰や下半身を温める作用があります。大建中湯は人参湯から発展したお薬であり、腸を温めるように変化しました。また五積散は苓姜朮甘湯から発展し、冷え体質の強い方が腰や下半身の痛みの出たときに対応します。

大建中湯《だいけんちゅうとう》からの発展

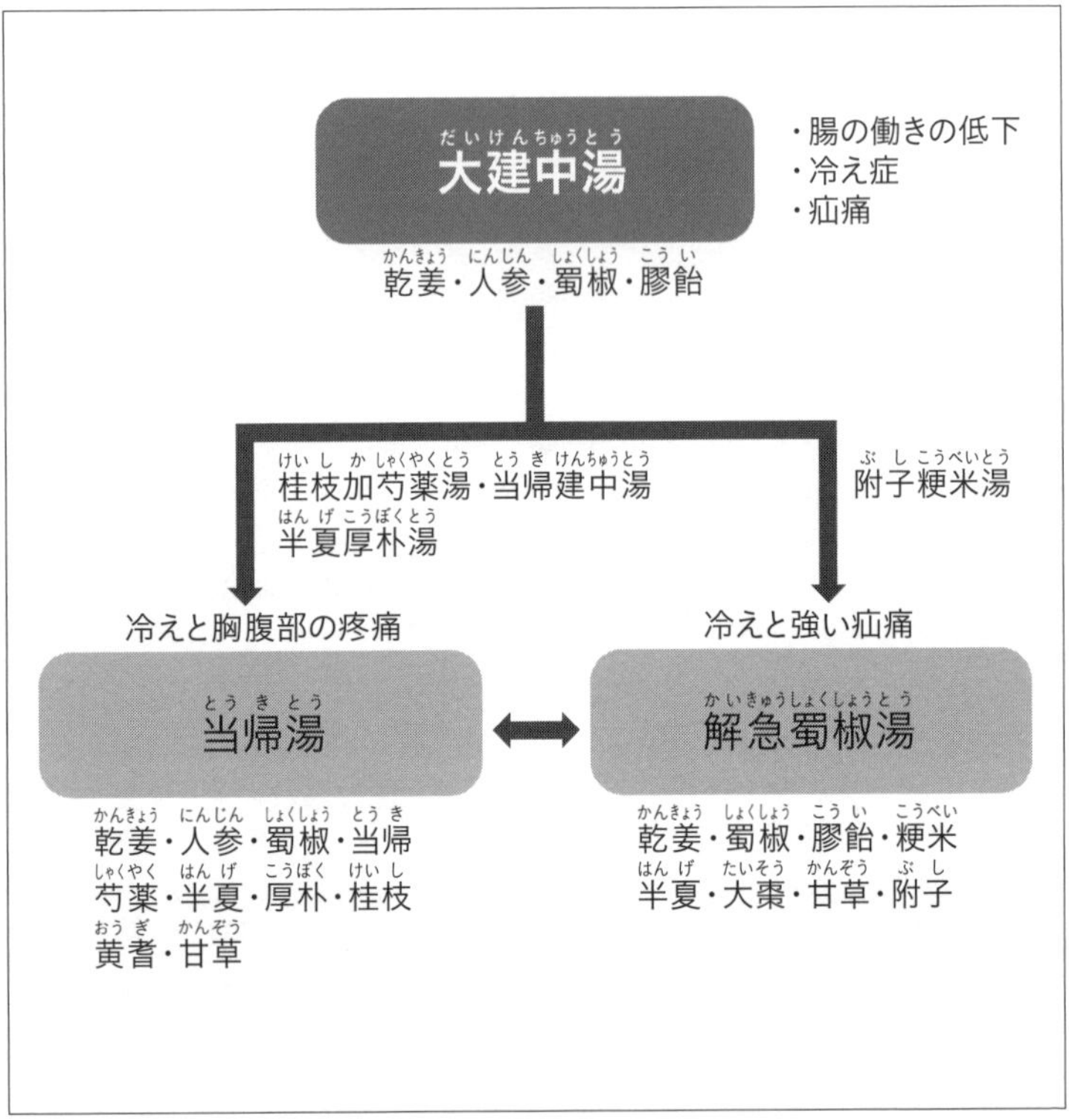

大建中湯は冷えた腸を温めるお薬ですが、解急蜀椒湯では、冷えた下腹部が痛みを生じたときに対応します。また当帰湯は、ストレスを受け胃や胸、背中までが、冷えて痛みを生じたときに対応します。

非常に強い冷えに対する附子《ぶし》を含む処方

さらに冷えが強くなり、内臓機能が低下する治りにくい冷え症には、附子《ぶし》を含む漢方薬を用います。附子《ぶし》は新陳代謝が衰えたような方に投与し、強力に体を温め、体力を建て直します。これを補陽《ほよう》といいます。

附子《ぶし》が含まれる漢方薬には、真武湯《しんぶとう》、麻黄附子細辛湯《まおうぶしさいしんとう》、桂枝加（苓）朮附湯《けいしかりょうじゅつぶとう》、八味地黄丸《はちみじおうがん》、四逆湯《しぎゃくとう》などがあります。

老化を防ぐ補腎剤《ほじんざい》の発展処方

生命力の低下によって起きる腎虚《じんきょ》は、さまざまな加齢の現象を引き起こします。それを改善するのが、補腎《ほじん》の治療です。これをひと言でいうと、老化を防ぎ、活力をつける治療です。

補腎《ほじん》には地黄《じおう》という生薬を含む漢方薬を考慮します。地黄《じおう》は体にうるおいをもたらす滋《じ》潤《じゅん》の作用があります。ほかに山薬《さんやく》、山茱萸《さんしゅゆ》という生薬が熱《ねつ》と寒《かん》のゆがみを改善して、腎力《じんりょく》を高めます。

補腎剤《ほじんざい》の基本は、八味地黄丸《はちみじおうがん》というお薬ですが、このお薬から発展したのが、牛膝《ごしつ》・車《しゃ》前子《ぜんし》という生薬によって下半身のむくみをとる牛車腎気丸《ごしゃじんきがん》という漢方薬です。

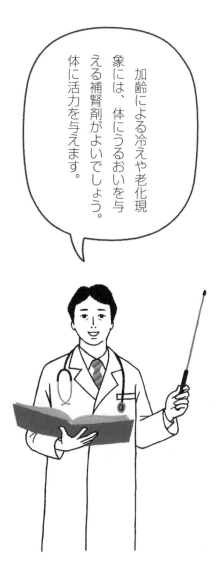

加齢による冷えや老化現象には、体にうるおいを与える補腎剤がよいでしょう。体に活力を与えます。

補腎剤の発展処方

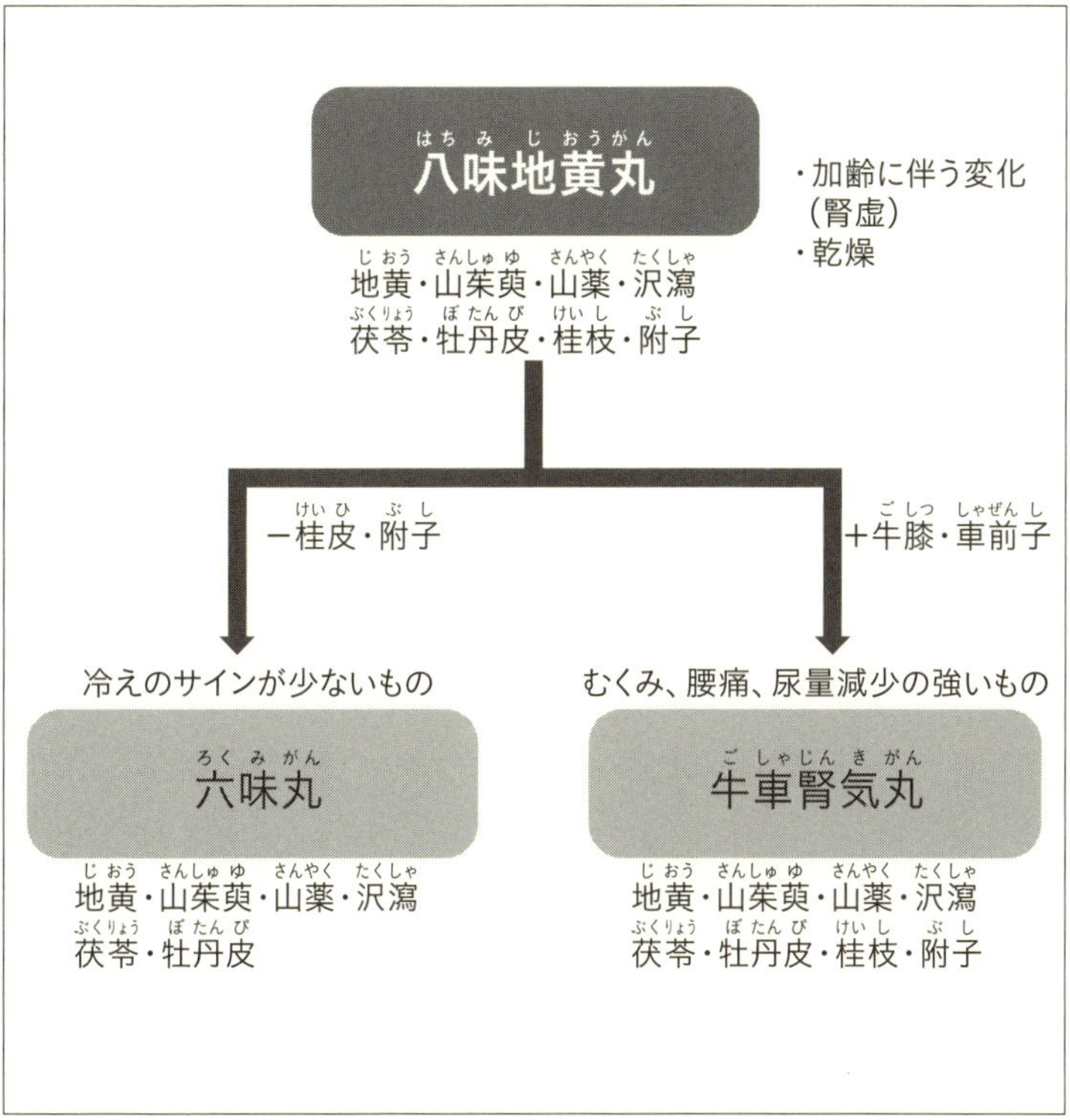

補腎のために「地黄」を含む基本のお薬は、八味地黄丸です。「附子」という体を温める生薬が含まれ、老化現象に用いられます。牛車腎気丸は老化にみられる下半身のむくみが強いときに対応します。

一方、老化の初期は体力低下や過労により老化現象に似た症状が出ます。本当の老化ではないため、体を温める「附子」を除いた六味丸が対応します。

一方、中年期に強いストレスなどの社会的要因が絡んで、老化に似た症状が出ることがあります（仮の老化現象）。この場合はまだ腎力がそれほど低下していないため、体の奥底に火種をつける必要がなく、滋潤《じじゅん》だけの補腎剤を用います。これが附子《ぶし》を含まない六味《ろくみ》丸《がん》です。

第3章

胃腸が弱くて太れない方に

＊胃腸は体の中心、元気のもと

胃腸の弱い方はあまり食べられず、食べてもなかなか太れません。食べられなければエネルギーが作られませんから、元気も出てきません。

胃腸のことを、漢方では「中《ちゅう》」といいます。文字どおりお腹は体の中心で、元気を出す源。したがって胃腸の弱い方は、虚弱で気も不足しています。

胃腸を丈夫にして体力をつけるには、足りない気を補う治療が必要になってきます。気を補う漢方薬には、四君子《しくんし》湯《とう》、六君子《りっくんし》湯《とう》、補中益気《ほちゅうえっき》湯《とう》、人参湯《にんじんとう》などがあり、慢性的に胃腸虚弱の状態によく効きます。一方、腸にもお腹を建て直す建中湯類《けんちゅうとうるい》というよい漢方薬があり、キュッとした痛みや下痢、便秘などによく用いられます。

冷え症と同じく、気血水のうち「水」に関わる症状であり、女性に多く見られる悩みですので、本章では胃腸について取り上げましょう。胃腸の働きには、冷えによるゆがみが関係することもありますから、冷えの治療を同時に行うこともよくあります。

胃腸の症状

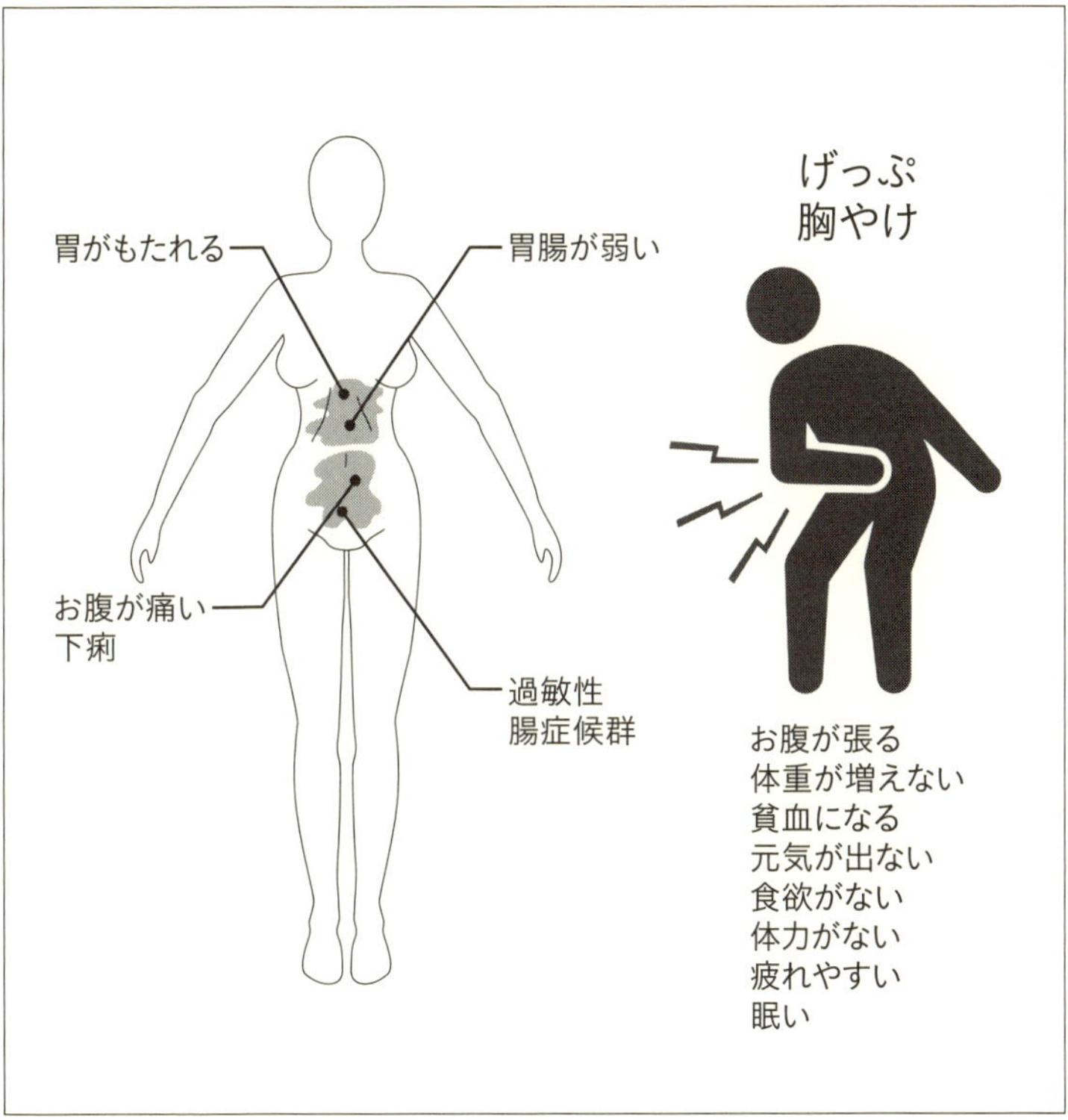

よく胸やけをする、下痢をしやすいなど、胃腸に関わる悩みは多いものです。また、胃腸が弱くてあまり食べられないと、元気も出なければ体力もつきません。漢方によって根本的に治療するとよいでしょう。

CASE. 1

慢性的に胃の調子がよくありません

――慢性胃腸虚弱⇩補中益気湯《ほちゅうえっきとう》エキス、(煎じ薬)四君子湯去方《しくんしとうきょほう》

「去年娘が出産し、遠く離れた娘の家と自宅を行ったり来たりするようになってから、すっかり体調を崩してしまいました。疲れて、どうしようもないのです。まるで体から気が抜けていくような感じで、近所の診療所で精神安定剤をもらっていました。でも、薬を飲むと眠くてしかたありません。疲れと無気力で家事もできなくなってしまい、微熱もあり横になっていることが多くなってしまいました。

体力がなくなったせいか、先日も風邪をひいてしまいました。いつもの診療所を受診し、葛根湯《かっこんとう》をもらったのですが、飲むと動悸がします。しかも神経が高ぶって、眠れなくなってしまいました。

もっと悪いのは、それ以降、食事がとれなくなってしまったことです。朝と昼は何も食べる気がせず、夜は何とか口にしていますが、食べてもすぐお腹がいっぱいになってしまいます。食事を、体が受けつけない感じです。おかげで体重もだいぶ減ってしまいました。

こんなに体力が落ちてしまったのは初めてです。漢方薬で何とかしたいのですが……」

Pさん（56歳）は身長155㎝、体重42kgのやせ型体型です。お腹を拝見すると、胃下垂の傾向があり、慢性的に胃腸の働きが悪い方だと思いました。お腹に力がなく、すっかり体力が落ちてしまった様子です。

食事をとれなくなると、元気も萎えてしまいます。このように体が弱っている方に、葛《かっ》根湯《こんとう》は合いません。葛根湯は比較的体力がある方に出す薬です。葛根湯に含まれる麻黄《まおう》という生薬が、Pさんの体にさわったのでしょう。

葛根湯《かっこんとう》はやめていただき、まず胃腸の働きを回復させる漢方薬を用いました。**はじめに処方したのは、補中益気湯《ほちゅうえっきとう》エキスです。人参《にんじん》、黄耆《おうぎ》が入っているので、体を温め、元気を取り戻す力があります。**

その後、再来院されたPさん。まだ胃腸の調子は本調子ではないようです。

「しばらく内服を続けたら、体力がついて体調もよくなってきたのですが、まだあまり食欲がありません。消化不良なのか、胃のあたりがすっきりしないのです……」

とおっしゃるので、生姜《しょうきょう》を除いた煎じ薬、四君子《しくんし》湯去生姜《とうきょしょうきょう》を処方しました。生姜《しょうきょう》は、弱った胃腸には刺激が強いと考えたからです。

Pさんのようにやせている方は、お腹に筋肉や脂肪がないので、胃を支えることができず、胃下垂《いかすい》ぎみになっています。レントゲンでみると、重力によって胃が縦に長く垂れ下がっています。こうなると下のほうに水がたまって機能しなくなります。お腹をさわるとポチャンポチャンと水の音が聞こえます。

さて、四君子湯《しくんしとう》の煎じ薬は、Pさんに合ったようです。

「胃の調子がよくなりました。食べたものが、きちんと消化されている感じです。この薬を飲んでいると体が温まってきて、なんだか心地いいです」

この調子なら、もう少し体力がついて太ってくれれば胃下垂も改善すると思われます。

補中益気湯《ほちゅうえっきとう》はもともと体力のない方が、ひどく元気を損ねた場合に用います。疲労回復の働きがあります。**四君子湯《しくんしとう》は慢性胃腸虚弱な方の胃の働きを改善させたいときに用います。**煎じ薬では生姜《しょうきょう》を除いて用いることがたびたびあります。

CASE. 2

食後胃がもたれて、頭も重くなります

——慢性胃腸虚弱➡（煎じ薬）六君子湯加味方《りっくんしとうかみ》

「食欲はあり、食事はちゃんととっているのですが、食べたあと気持ちが悪くなってしまいます。前の診療所では消化剤や胃酸を抑える薬をもらっていました。

漢方薬は六君子湯《りっくんしとう》エキスを飲んだことがありますが、これを飲むと胃もたれや便秘が強くなってしまいました。

お薬で胃の調子が少し回復すると、つい食べ過ぎてしまうことがあります。するとまた胃がもたれて、ゲップも出てきます。頭も重くなり、食べたあと眠くなってしまいます」

Aさん（60歳）の舌を拝見すると、薄い苔がついていました。お腹は決して丈夫ではないようです。体型も、身長157㎝、体重45㎏のやせ型です。

すでに前の医院で胃酸を抑える薬や漢方エキスが処方されていましたので、当院では煎じ薬をすすめました。六君子湯《りっくんしとう》エキスで胃もたれや便秘があったということですが、これは六君子《りっくんし》湯《とう》に含まれる半夏《はんげ》という生薬の「水をさばく力」が強すぎたためと考えられます。そこで、煎じ薬では半夏《はんげ》を減量し、胃酸を抑えて逆流を防ぐために牡蠣《ぼれい》や茴香《ういきょう》という生薬を足しました。これでしばらく様子を見たところ、

「胃もたれはだいぶよくなりましたが、やっぱり食後は眠たくなります。また、頭が重い感じがして、何となく気分がスッキリしません」

そうおっしゃるので、気を晴らす作用の強い香砂六君子《こうしゃりっくんし》湯《とう》や、お腹のもたれが強くなってきたときは桂芍六君子《けいしゃくりっくんし》湯《とう》なども飲んでいただきました。いずれも六君子《りっくんし》湯《とう》をベースにした煎じ薬で、虚弱な方の気分変調を和らげ、頭の嫌な症状も一緒に取ることができるお薬です。

このように、そのときどきの症状に応じて、生薬を調整して飲んでいただき、Aさんは症状が落ち着いています。

なお、**六君子《りっくんし》湯《とう》は、四君子《しくんし》湯《とう》と同じように慢性的に胃腸が弱い方のお薬ですが、胃の中の過剰な水気を取る作用が強く、四君子《しくんし》湯《とう》よりやや体力が上回る方に適しています。**エキスではこれらに先に紹介した補中益気湯を併用することもあります。

CASE.3

胃が冷えて痛く、下痢することも

——冷えと胃腸の働きの低下➡人参湯《にんじんとう》エキス

「毎年、夏、スーパーや病院などで冷房に当たると、いつもお腹が痛くなります。ですから夏場の冷えには注意していたのですが、今年もやってしまいました。この間、長い時間病院の待合室にいたせいか、胃のあたりにいつもの症状が始まりました。

病院で胃酸を抑える薬をもらいました。これで胃の痛みは若干よくなったのですが、今朝、ついに下痢をしてしまいました。水のような、ひどい下痢です。これは胃薬の副作用でしょうか」

そう言って来院されたXさん（75歳）は、身長150cm、体重40kgの小柄でやせた女性です。お腹を拝見すると力がなく、いかにも虚弱な感じがします。胃のあたりを軽くたたくとポチャン、ポチャンと水の音が聞こえました。皮膚の上からでも、胃の冷たさが伝わってきます。

水様下痢はお腹の冷えがきわまったときに起こり、泥のようなベチョッとした便が出るのが特徴です。また、Xさんのように朝方に生じる下痢を、昔の人は「鶏鳴下痢《けいめいげり》」と呼びました。にわとりが鳴く朝に下痢をするからです。

Xさんの下痢は病原菌や薬の副作用ではなく、お腹の冷えから来たものです。これはお腹から水の音が聞こえたり、胃のあたりの冷感で判断できます。このように虚弱で、お腹に「寒（冷え）」のある方には、人参湯《にんじんとう》エキスがよく効きます。

人参湯《にんじんとう》は、四君子湯《しくんしとう》や六君子湯《りっくんしとう》と同様に慢性胃腸虚弱の方に処方するお薬ですが、特に胃を温めて丈夫にする作用が期待できます。漢方では胃腸を「裏《り》」と表現しますが、**この裏が冷えた「裏寒《りかん》（胃の冷え）」の方に最適なのです。**

Xさんは、人参湯《にんじんとう》の服用によって、しだいに下痢をしなくなり、体力もついてきました。寒のある虚弱体質の改善には時間がかかりますが、時間をかけて体を強くしていきましょうとお話ししています。

CASE. 4

緊張でお腹が痛くなり、下痢と便秘に

——過敏性腸症候群の症状 ⇒ 小建中湯《しょうけんちゅうとう》エキス、桂枝《けいし》加芍薬湯《かしゃくやくとう》エキス

「中学生のころから、心配ごとがあるとお腹の下のほうがキュッと痛むことがありました。朝、学校へ行く前によく起こり、下痢をしてしまうこともあります。期末試験のころになると食欲がなくなり、気分もげんなりしてしまいます。

今回は下痢が4～5日続きました。市販の胃腸薬を飲み、ようやく治まってきたかなと思ったら、今度はひどい便秘になってしまいました。

以前、総合病院を受診したときに、大腸内視鏡検査《だいちょうないしきょうけんさ》をすすめられ、受けたことがあります。その結果は『何ともない』ということでしたが、症状は相変わらずです。大学入試を控えて、いつお腹が痛くなるか、下痢をするかと、心配でしょうがありません。受験までに、何とか治したいのですが……」

診察室に不安そうな表情で入ってこられたTさん（17歳）。お腹を拝見すると、やせ型

の弱々しさのなかに、緊張した腹筋が感じられました。もともと神経質な性格だそうですが、まじめな性格が影響していつも緊張感が解けず、お腹に症状が出るようになったのでしょう。

Tさんは、症状から過敏性腸症候群《かびんせいちょうしょうこうぐん》が考えられました。これは心のストレスの影響を受けて、胃腸が本来の働きを低下させてしまう病態です。このお腹（腸）の働きを建て直すために、私はまず小建中湯エキスを処方しました。

「甘みがあって飲みやすく、お腹が安定してきたような感じです」

とTさんがおっしゃるように、小建中湯《しょうけんちゅうとう》には膠飴《こうい》というアメのような成分が入っているので、漢方薬が苦手な方でも飲みやすいようです。

この薬を2~3か月続けて飲んでいただいたところ、自信がついたのか、「もう大丈夫」というお話がありました。以後はお腹が痛くなったときだけ、桂枝《けいし》加芍薬湯《かしゃくやくとう》という、小建中湯《しょうけんちゅうとう》から甘い飴の成分の膠飴《こうい》を除いたエキス剤を頓服しているだけです。

お腹の腹直筋の緊張のある方はストレス過敏であることが多く、これを緩和するために小建中湯《しょうけんちゅうとう》や桂枝《けいし》加芍薬湯《かしゃくやくとう》を処方します。冷えてお腹のふくらみと痛みが見られる場合には桂枝《けいし》加芍薬湯《かしゃくやくとう》が適応となりますが、気質や体質を改善させるために長期間服用する場合

は、甘味の強い小建中湯《しょうけんちゅうとう》を処方することになります。この二つのお薬の違いは、膠飴《こうい》が入っているかどうかだけです。

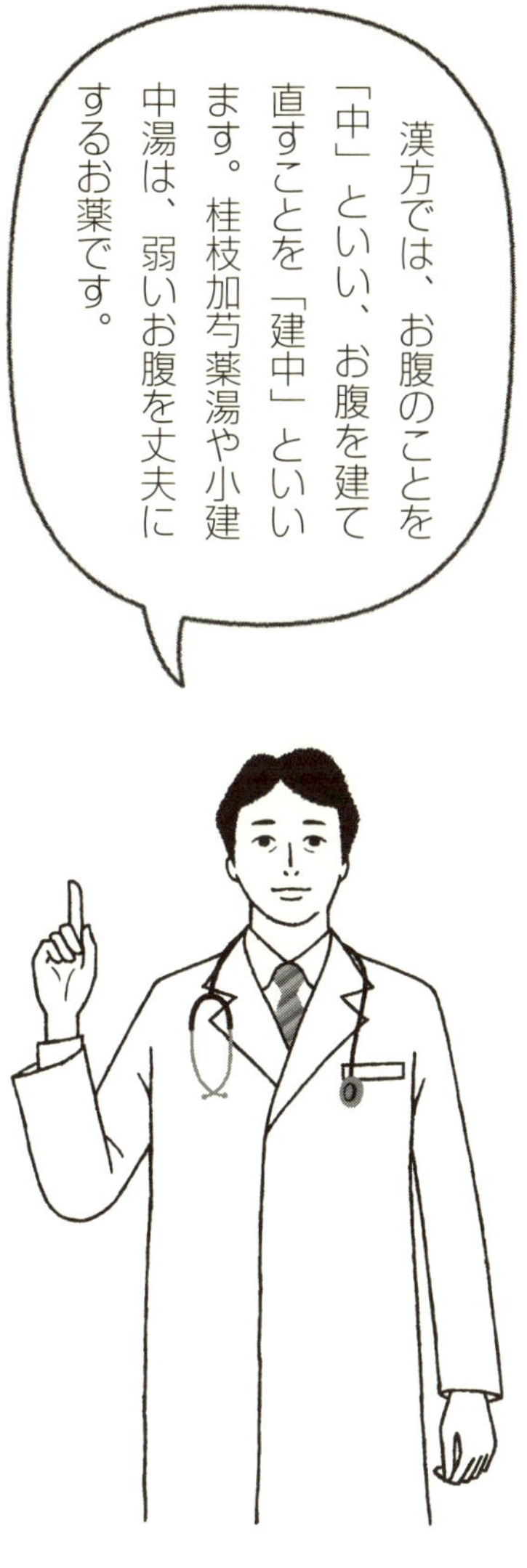
漢方では、お腹のことを「中」といい、お腹を建て直すことを「建中」といいます。桂枝加芍薬湯や小建中湯は、弱いお腹を丈夫にするお薬です。

CASE.5

疲れやすいし、下痢も止まらない

――強い冷えと下痢⬇（煎じ薬）真武湯加人参《しんぶとうかにんじん》、補気健中湯《ほきけんちゅうとう》

「以前からお腹が張りやすく、冷えるとよく軟らかい泥のようなベチョッとした便が出ます。総合病院で胃の内視鏡検査を受けたところ、慢性胃炎を指摘されました。それ以来、胃薬を手放せません。腸の内視鏡検査もするように言われているのですが、検査前に2リットルも水分をとらなければならないと聞いて、ずっと断っています。

ふだんから疲れやすくて、いつもだるいです。総合病院の先生は『年のせいだからしかたがない』と言いますが、何でも年のせいにされたらかないません。心の中では『若い先生も年をとらないと、老人の大変さはわからない』と思っています。

冬になり、また下痢が始まってしまいました。トイレに何度も駆け込むような始末で、困っています。身内に二人も大腸がんになった人がいるので、もしかして私もと、とても心配になりました」

Dさん（86歳）には、当院の外来で便潜血検査と、便細菌検査を行いました。どちらも、とくに異常は確認されませんでした。しかしご家族にがんになった方がいるということなので、念のために私も大腸内視鏡検査をすすめました。Dさんはかなり抵抗されていましたが、ようやく納得していただけました。

検査までの間、症状を取るためにお薬を処方しました。お腹を拝見すると力がなく、下腹部は冷えた感じがあり、軽くたたくとポチャンポチャンと水分の音が聞こえました。このお腹の状態から、腸に冷えがあると考え、真武湯加人参《しんぶとうかにんじん》を処方しました。このお薬は、**体を温めて水をさばく作用のある真武湯《しんぶとう》に人参《にんじん》を加えたもので、体力のない高齢者の下痢に効きます。**人参《にんじん》は泥のような便のときに効果を発揮します。

真武湯《しんぶとう》と人参湯《にんじんとう》は似たお薬といえる点もありますが、真武湯《しんぶとう》は胃より下腹部、腸の冷えや働きを改善させます。水毒《すいどく》を改善させる作用が強く、朝方にわとりが鳴くころにに生じる「鶏鳴下痢《けいめいげり》」にも効果があります。

これで下痢は改善してきたそうですが、まだお腹の張りが残っているというので、その後は補気健中湯《ほきけんちゅうとう》を飲んでいただきました。これはもうすこし体調を整えるために飲んでいただいています。**虚弱な方の腸を長期に渡り改善させる作用が期待できます。**先に述べた他の建中湯《けんちゅうとう》と成り立ちが異なるため、このお薬では「健」の文字が使われています。特殊な発展をしたお薬ですが、治療の方向性は同じであると考えて差し支えないでしょう。

　下痢が治り、体力もついてきたので、いよいよお腹の検査をするようにお話ししたところ、「こんなに調子がよくなったのだから、お腹の検査は必要ない」と、また「検査は嫌だ」節が始まりました。喉元過ぎれば熱さ忘れるとはこのことです。しかたなくお腹の検査は行わず、お薬で経過を観察しています。

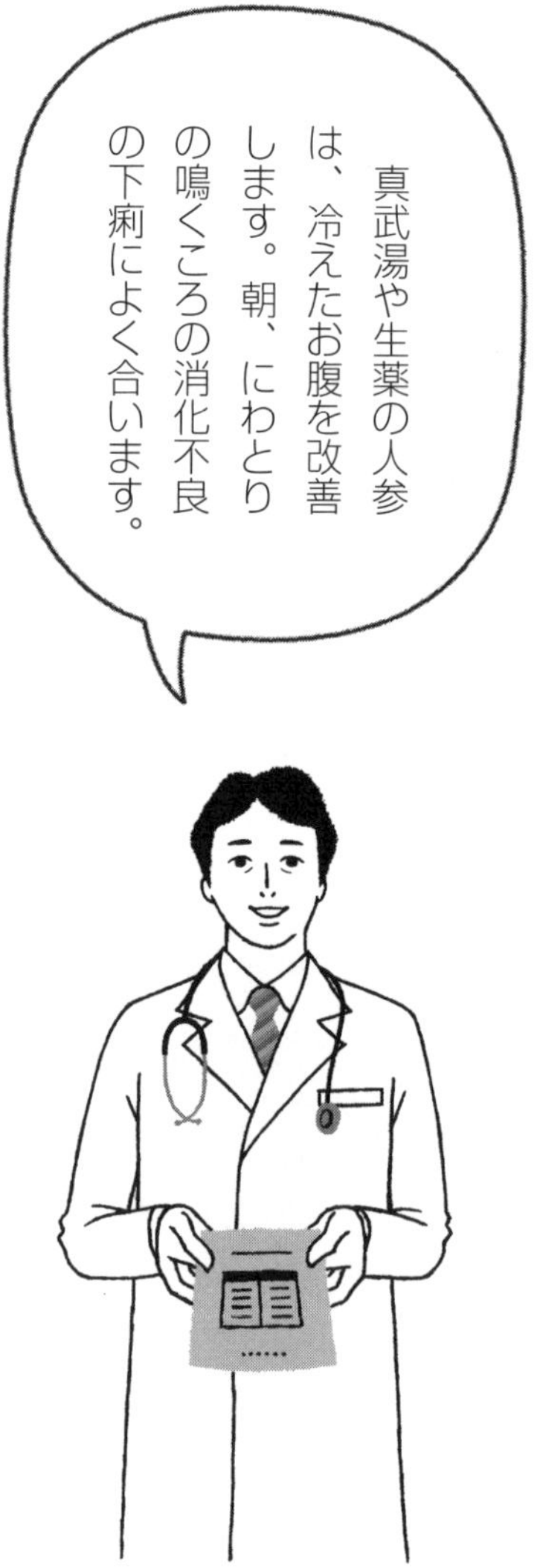
真武湯や生薬の人参は、冷えたお腹を改善します。朝、にわとりの鳴くころの消化不良の下痢によく合います。

✳ 胃腸は元気の源。食べられることが健康の基本

ここまでの症例でおわかりのように、人は食べたものを栄養素に替え、そこからエネルギーを作って日々の活動源にしています。ですから、胃腸が丈夫だということは、非常に大事なこと。生きることにそのままつながっていきます。

実際に、元気いっぱいで活力にあふれている方は、何でもよく食べます。反対に胃に痛みがあったり、消化する力が弱かったら、食が細く元気がなく、体力が落ちています。胃腸の弱い方はほとんど虚弱体質ですが、それも当然のことといえます。

胃腸の弱い方は神経質なことが多く、気になることがあるとお腹がキュッと痛くなったり、下痢をしてしまいます。なかには「がんではないか」と心配する方もいて、よけい食べられなくなってしまいます。胃腸にはたくさんの自律神経が分布しているため、ストレスなどの影響を受けやすく、すぐにお腹に症状が出てしまうのです。

胃腸の働きが悪くなることを、漢方では「脾虚《ひきょ》」といいます。脾《ひ》とはおもに消化機能を

指し、この脾の力が落ちた状態になると、食べられない、疲れやすい、だるい、下痢をする……といったさまざまな症状が出てきます。エネルギー不足になれば、気力も萎えていきます。

こうした不足のゆがみを補うのが、漢方薬です。症例でも示したように、気を補って体力をつける薬に、人参湯《にんじんとう》、四君子湯《しくんしとう》、六君子湯《りっくんしとう》、補中益気湯《ほちゅうえっきとう》などがあります。これらは、人参湯《にんじんとう》から発展したお薬です。

西洋薬では機能性ディスペプシア、胃食道逆流症、慢性胃炎として薬が処方されますが、「胃酸を抑える」「胃粘膜を強くする」「ピロリ菌を退治する」ことに重点が置かれており、効果も限定的です。人間の胃腸は、その三つの作用ですべての症状がよくなるほど単純ではないと、日々感じています。そこで、その隙間をぬって漢方薬の出番となるわけです。

胃腸を整える生薬

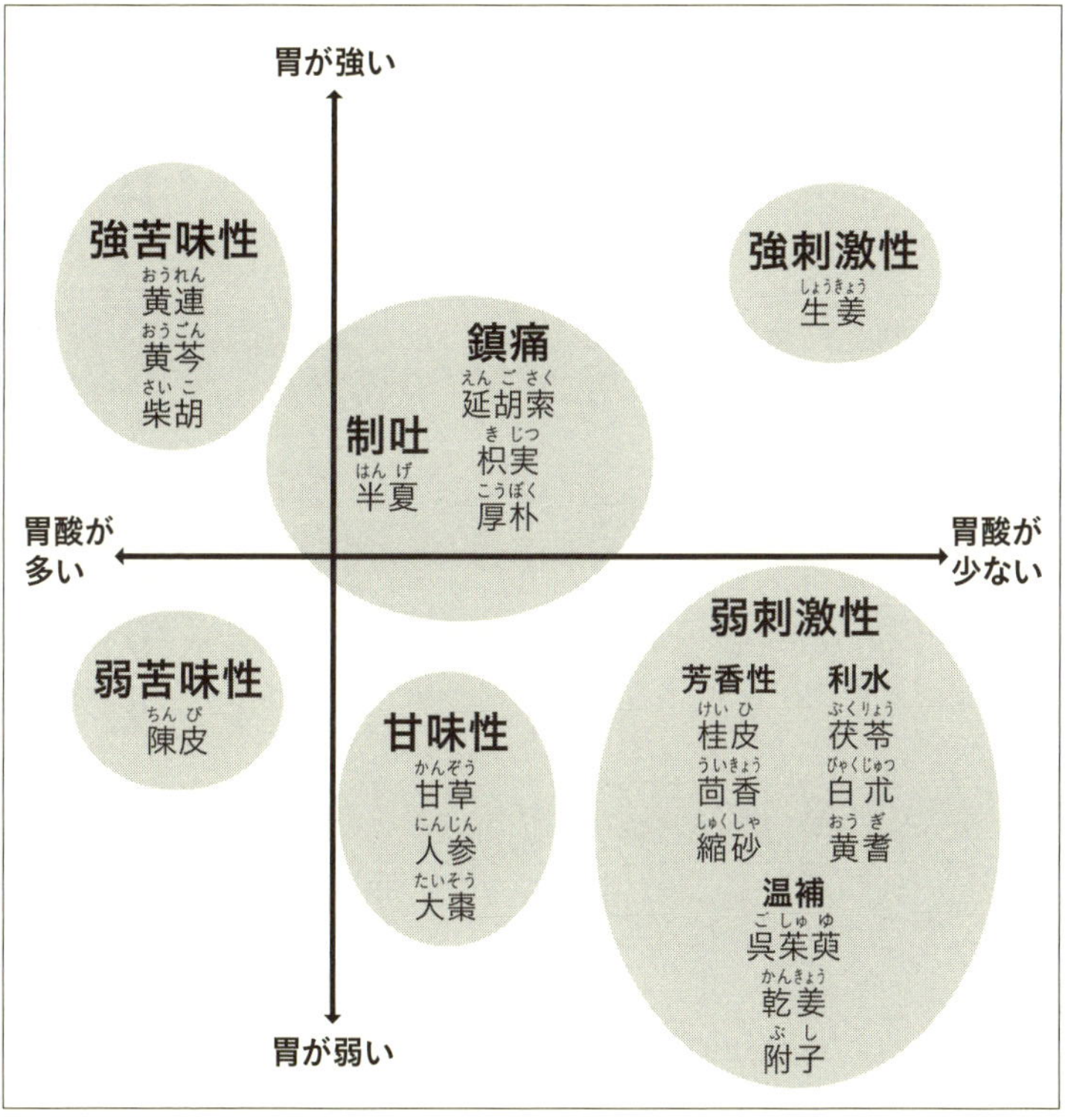

西洋医学にある胃の強さと胃酸の量を参考にすると、漢方では生薬の使い分けが多様です。薬の味と刺激性を組み合わせて、ふさわしい漢方薬を選択します。

✷お腹は体の中心で、免疫の要

胃腸は、漢方では古くから元気を作り出すもととして考えられ、「中《ちゅう》」と表現されてきました。中《ちゅう》とは体の中心ということですから、いかにお腹が重視されているか、わかります。

食欲不振になると元気がなくなることはだれしも経験するところですが、現代医学でも、お腹（腸）は非常に重要な臓器だと考えられています。腸は、人体最大のリンパ組織だからです。

腸の粘膜を広げると、約200平方メートルにもなります。これは、テニスコート一面分に匹敵する広さです。この表面にびっしりある微絨毛《びじゅうもう》から、栄養分が吸収されます。同時に、腸（小腸の下部の回腸と大腸）には全身の60〜70%に当たる免疫細胞が集結し、体に有害なものを識別し、排除しています。

口から入った食べ物が吸収されるときに食べ物といっしょに病原菌やウィルスなどの有

害なものも侵入してきます。その侵入物の毒が体内に入るのを防ぐために、腸のリンパ組織はあるのです。

この「中《ちゅう》（お腹）」を建て直すことを「建中《けんちゅう》」、安らかにすることを「安中《あんちゅう》」、元気をつけることを「補中《ほちゅう》」、整えることを「理中《りちゅう》」といいます。このようにお腹の状態をよくすることで、病気に対する抵抗力（免疫力）を上げることができます。これは西洋薬や点滴でもできません。それをできるのが胃腸を強くする漢方薬であり、体質改善につながるのです。

✱体を温め、胃腸を丈夫にする人参湯《にんじんとう》の発展処方

漢方は、ゆがみを補正するお薬です。胃腸の働きや元気が不足のゆがみに対処するために、胃腸の漢方薬が発展しました。最初に生まれたのは、人参湯《にんじんとう》です。これは、胃の冷えが強い方のためのお薬です。

その後、冷えがなくても、慢性的に胃腸が虚弱な方が飲める四君子湯《しくんしとう》と六君子湯《りっくんしとう》が作ら

れました。四君子湯《しくんしとう》は、四つのよい薬（人参《にんじん》、朮《じゅつ》、甘草《かんぞう》、茯苓《ぶくりょう》）が入っているから四君子《しくんし》湯《とう》、これに半夏《はんげ》、陳皮《ちんぴ》の二つが加わって六君子湯《りっくんしとう》になりました。二つの薬の違いは、四君《しくん》子湯《しとう》は体力がより弱い方、六君子湯《りっくんしとう》はそれより少し強い方ということになります。

これらはいずれも生薬の人参《にんじん》が中心になって構成されているため、人参湯類《にんじんとうるい》と呼ばれています。

さらに時代を経て、補中益気湯《ほちゅうえっきとう》が作られました。これは、胃腸が弱くて食べられず体力が低下した方のお薬です。胃腸虚弱が長引くと、体液不足が生じ「熱」と「寒」のバランスが崩れます。その結果、胃腸が微熱をもち、働きが損われます。その微熱（虚熱《きょねつ》）を改善させるお薬です。人参以外に黄耆《おうぎ》という生薬が含まれているため、後世の人たちは参耆《さんぎ》剤《ざい》と呼んでいます。これも人参湯《にんじんとう》から発展したお薬です。

✱体の中心、胃腸を建て直す建中湯類《けんちゅうとうるい》

お腹の下部、つまり腸の働きを改善させるお薬にも、よい漢方薬があります。建中湯《けんちゅうとう》と

人参湯《にんじんとう》の発展処方

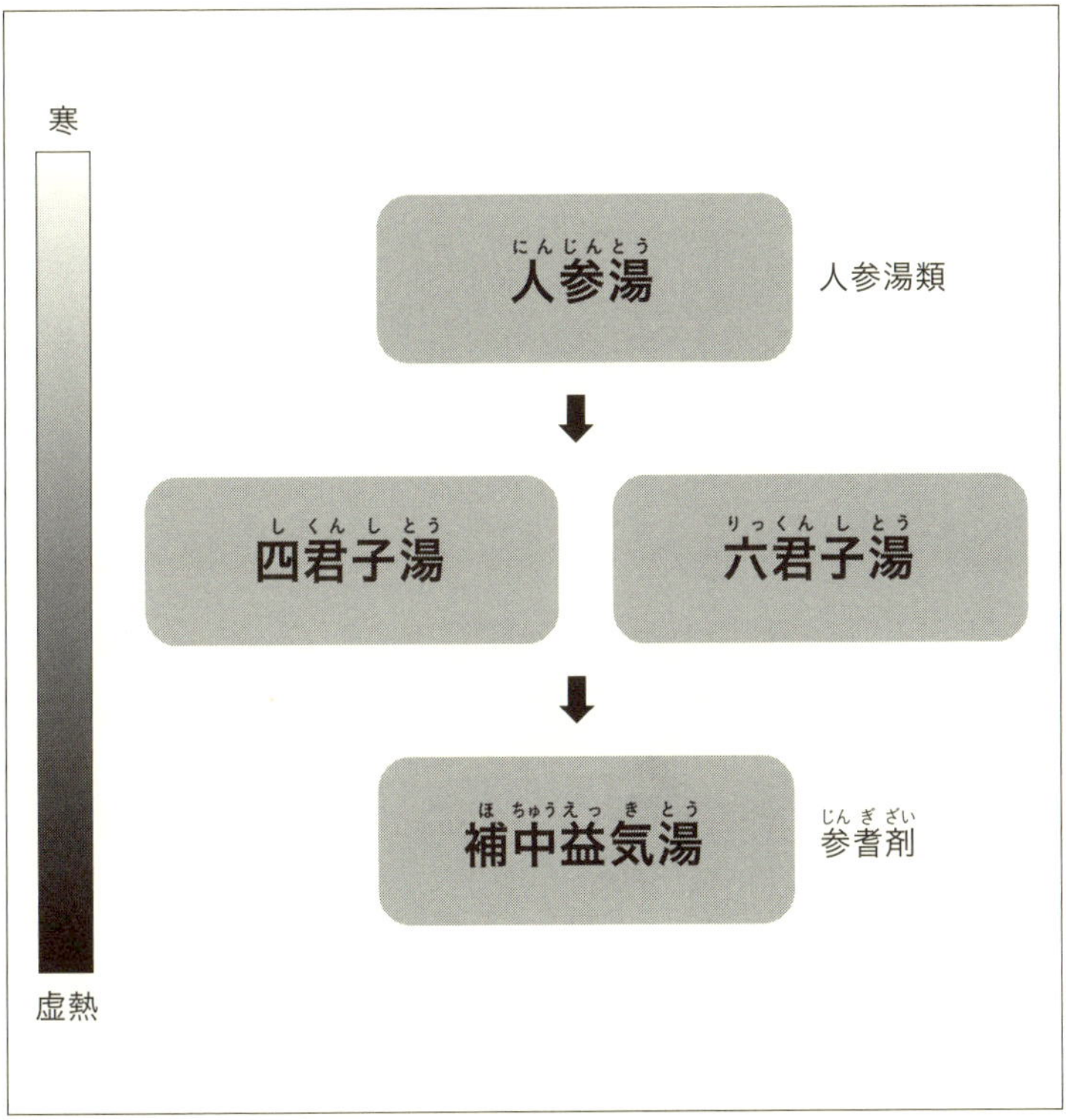

人参湯は約2000年前に作られた胃の冷えを改善させるためのお薬です。これが基本となり800年前に四君子湯が作られました。400年前にこの四君子湯を基本にして、六君子湯、補中益気湯が作られました。補中益気湯は長患いによる体力低下によって体液が不足して生じた虚熱に対応できるように発展しました。生薬の「人参」が中心となり構成されたこれらの漢方薬を「人参湯類」といいます。

人参湯《にんじんとう》の発展処方

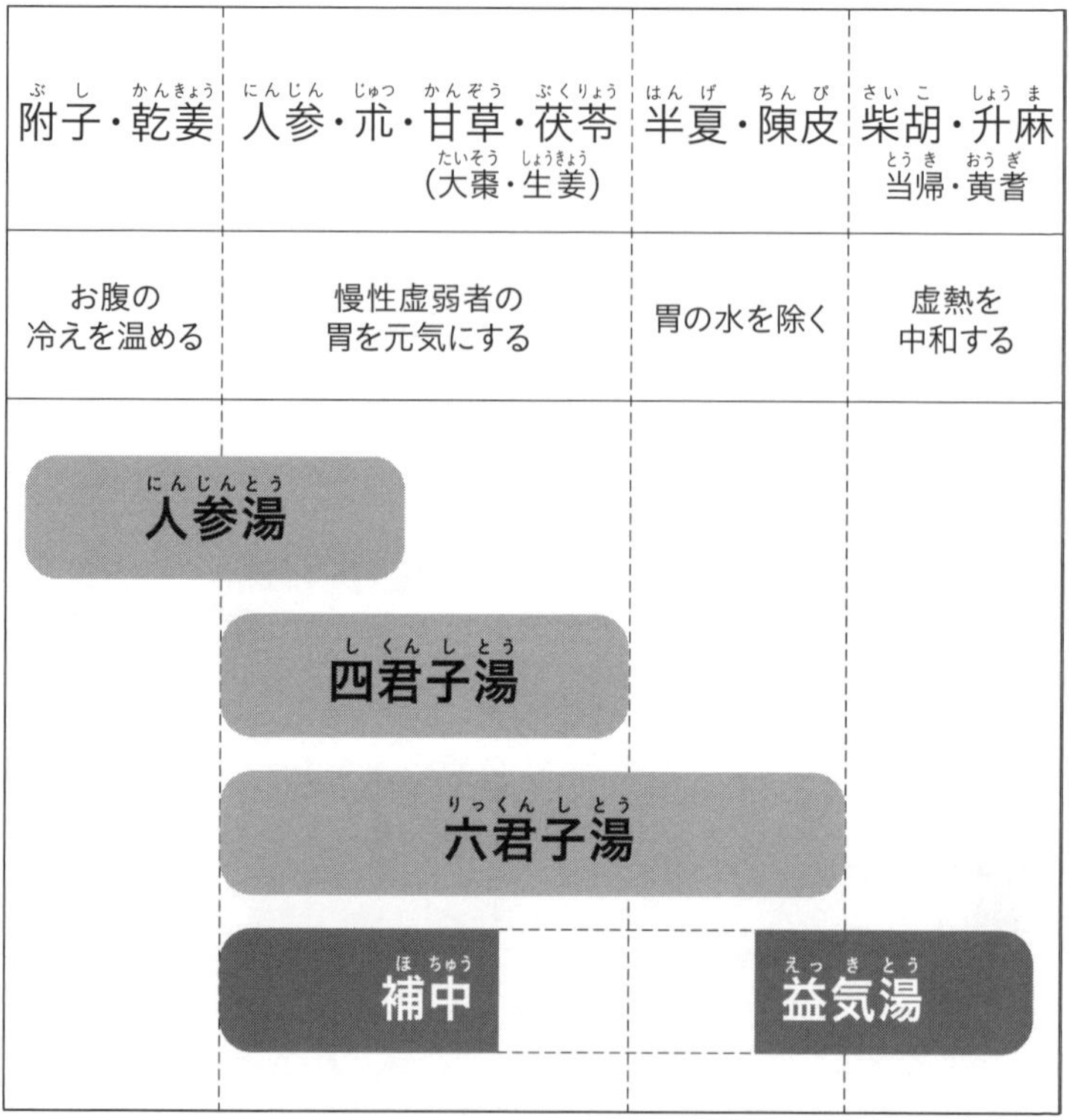

人参湯は、「乾姜、人参、朮、甘草」の生薬で構成されるお薬です。とくに「附子、乾姜」は体を温めるのに大切な役割を果たします。
四君子湯には、人参湯から「乾姜」が抜け、代わりに「茯苓など」が追加されています。また六君子湯にはこれに「半夏、陳皮」が追加されています。
補中益気湯は「人参、朮、甘草(、大棗、生姜)」と「柴胡、升麻、当帰、黄耆」が合わさっています。

いうお薬です。まさに、「胃腸（中）を建て直す」ためのお薬です。中国には2000年も前から、病気に対して抵抗力のない虚弱な人には、胃腸から丈夫にして元気にさせるという考え方がありました。今も昔も、元気がなくなれば食べられなくなるし、逆に食べられるようになれば元気がわきあがるという事実には変わりがないのでしょう。

漢方では、胃腸を胃と腸に分けて考えることはなく、合わせて「中」という概念で表します。しかし、胃と腸が悪い方では、症状が異なります。胃が弱い方は食べられないため虚弱体質や冷え症になります。一方、腸が弱い方は下痢と便秘をくり返したり、すぐにお腹が張って痛くなったり、消化不良になります。

しかし、大きな意味で胃腸を建て直すには、胃も腸も漢方薬で元気にしたほうがいいでしょう。胃腸を建て直すとは、腸のリンパ組織を刺激するということでもあり、それが免疫力を高めて病気への抵抗力をつけます。建中湯類《けんちゅうとうるい》が元気をつけるために使われるのは、西洋医学的にも理にかなっています。

✱胃腸のこわばりを取る桂枝加芍薬湯《けいしかしゃくやくとう》の発展処方

建中湯《けんちゅうとう》は、もともと桂枝湯《けいしとう》という薬から発展した漢方薬です。

桂枝湯《けいしとう》は、「すべての漢方薬は桂枝湯《けいしとう》から始まる」といわれるくらい古い薬で、体力のない方が熱を出したときなどの急性のカゼ症状に用います。桂枝《けいし》・芍薬《しゃくやく》・生姜《しょうきょう》・大棗《たいそう》・甘草《かんぞう》で構成されていますが、その中の芍薬を増量して、お腹の症状にも対応できるようにしたのが桂枝加芍薬湯《けいしかしゃくやくとう》です。これをベースに、用途や体質に合わせてさまざまな建中湯類のお薬が生まれました。

桂枝加芍薬湯《けいしかしゃくやくとう》に甘み成分の膠飴《こうい》を加えたのが小建中湯《しょうけんちゅうとう》で、子どもや体力のない方の胃腸薬としてよく使われます。この中に入っている芍薬、甘草には筋肉のこわばりを取る作用があり、胃腸のこわばりを取ってくれます。

大人向けには、大黄《だいおう》を含む桂枝加芍薬大黄湯《けいしかしゃくやくだいおうとう》、より体力の欠けた方に黄耆建中湯《おうぎけんちゅうとう》、生理中のお腹の痛みに効く当帰建中湯《とうきけんちゅうとう》がよく処方されます。

桂枝湯《けいしとう》、桂枝加芍薬湯《けいしかしゃくやくとう》の発展処方

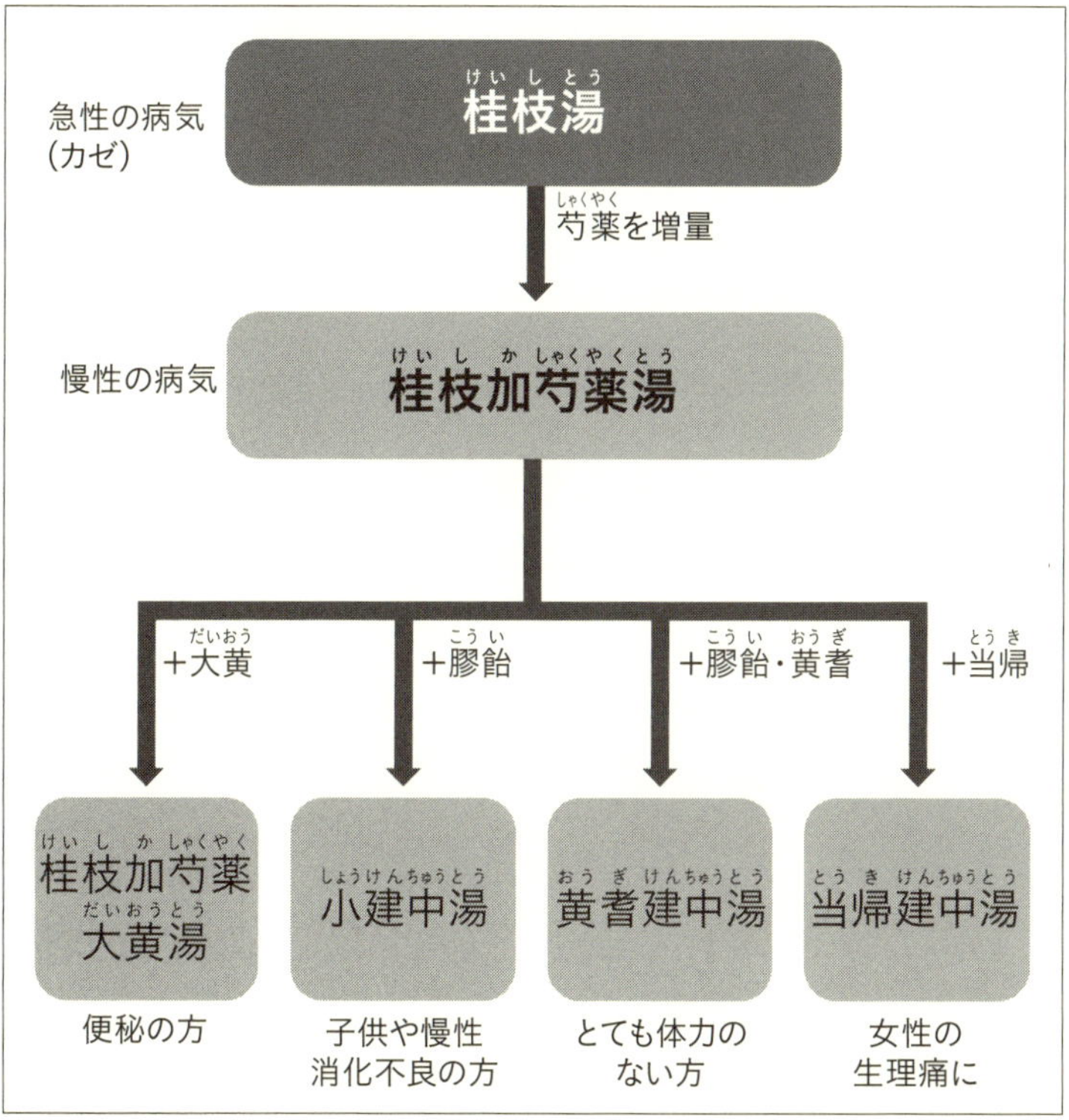

桂枝湯を構成する生薬のうち、「芍薬」の量が増量され桂枝加芍薬湯ができあがりました。桂枝湯は風邪などの喉や胸の症状に対応しますが、「芍薬」が増えるとお腹に対応できるようになります。
このお薬が基本となり、それぞれ「大黄、膠飴、黄耆、当帰」が追加され、それぞれ、桂枝加芍薬大黄湯、小建中湯、黄耆建中湯、当帰建中湯が発展しました。

建中湯類《けんちゅうとうるい》は、お腹がキュッと痛んだり、ガスがたまってお腹が張っていたり、下痢や便秘のときに用いられるお薬です。西洋医学で過敏性腸症候群と診断された方にもよく効きます。

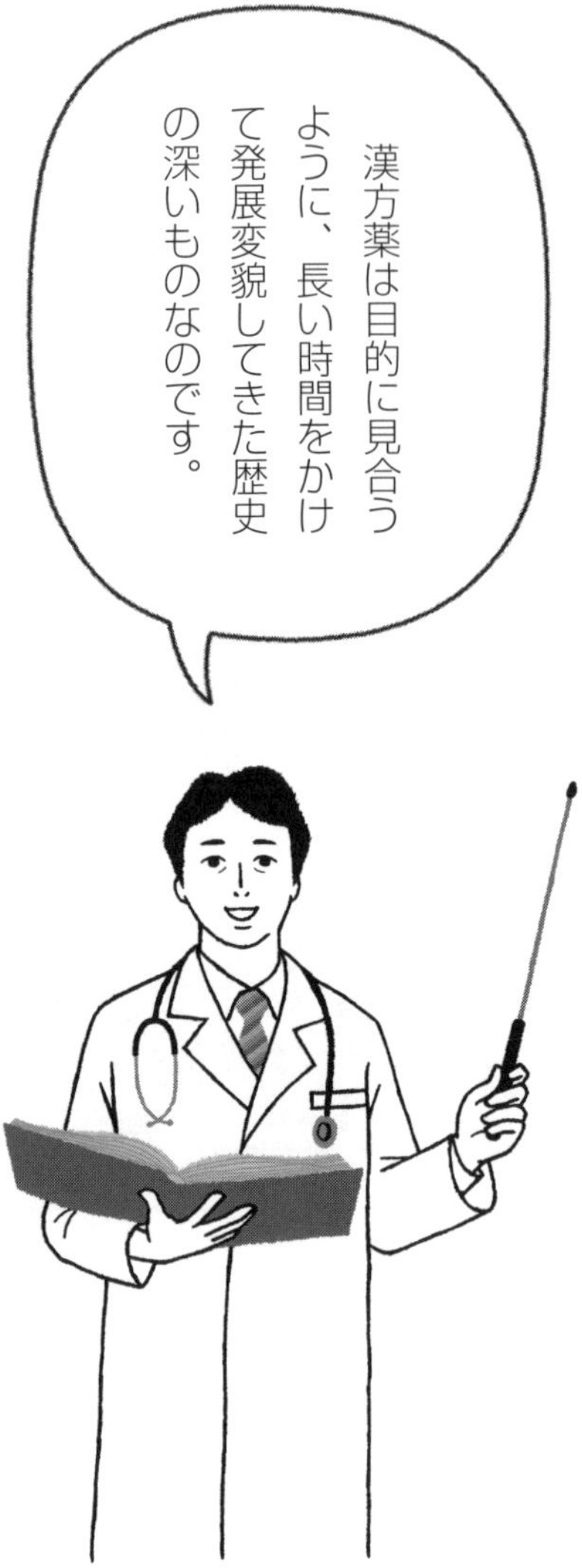
漢方薬は目的に見合うように、長い時間をかけて発展変貌してきた歴史の深いものなのです。

第4章

便秘、お腹の張り、ガスに困っている方に

女性に多い慢性便秘

お腹が張る、ガスがたまる、便が出ない……こうしたお腹の不調に悩む女性は、多いでしょう。西洋医学では慢性便秘を、弛緩性便秘《しかんせいべんぴ》、痙攣性便秘《けいれんせいべんぴ》、直腸型便秘《ちょくちょうがたべんぴ》に分け、排便を促す下剤を中心にお薬を出します。しかし下剤によって、下痢をしたり、お腹が痛くなったり、兎《うさぎ》のようなコロコロした便しか出なかったりと、うまくいかないこともよくあります。

漢方では、便通異常も体のゆがみによって起きると考えています。そのゆがみにはいくつかの要素があり、要素によって次の4つのパターンに分けて考えます。

❶熱秘《ねつひ》……熱の過剰によるもの
❷寒秘《かんひ》……寒の過剰によるもの（冷え症）
❸燥秘《そうひ》……水分の不足によるもの
❹気秘《きひ》……気の停滞によるもの

この原因によって治療の方向性が異なるため、選ぶ薬もそれぞれ違ってきます。

便秘の症状

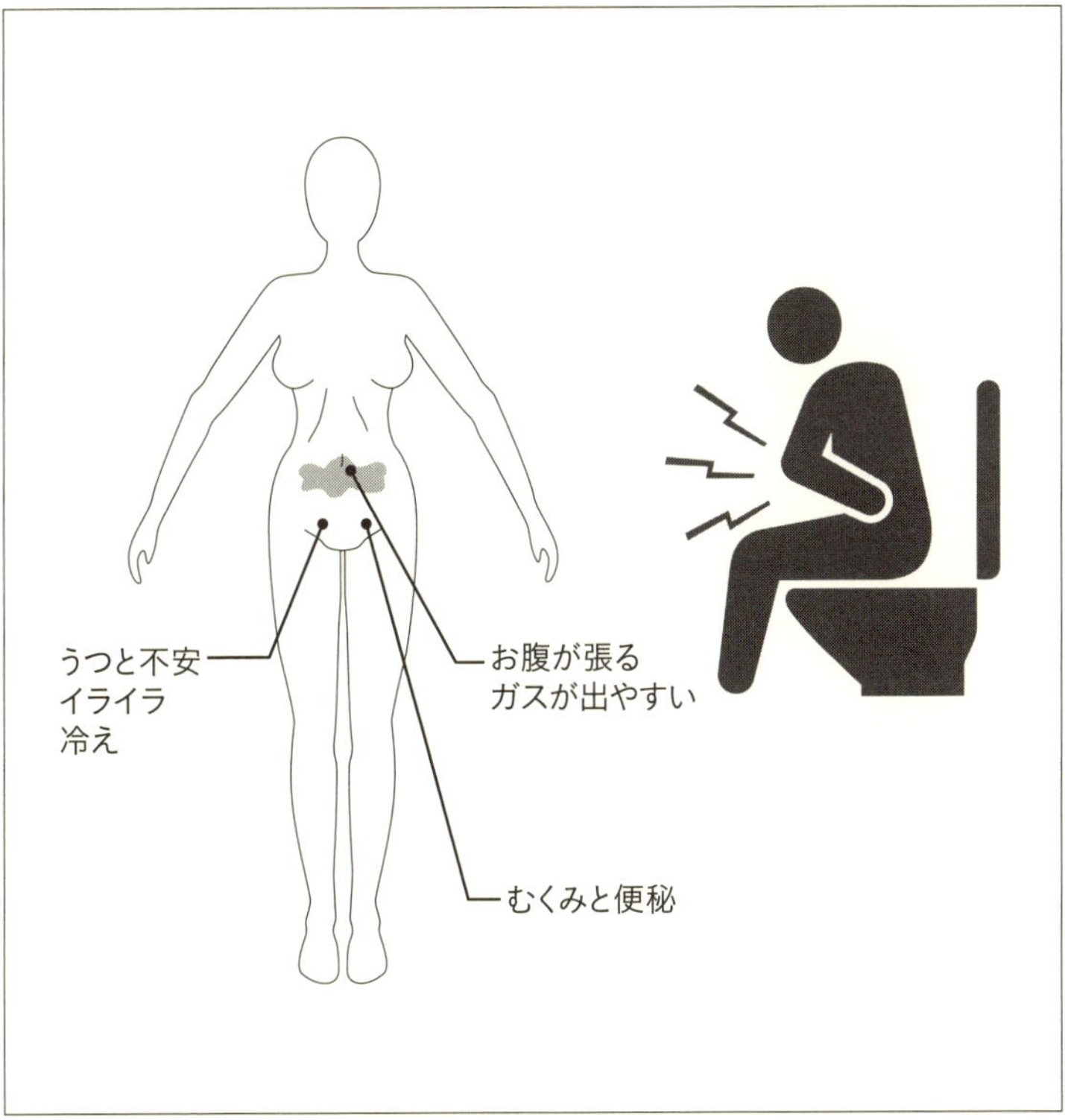

漢方では便通異常も体のゆがみによって起きると考えます。そのゆがみは、①熱の過剰によるもの、②寒の過剰によるもの、③水分の不足によるもの、④気の停滞によるものという4つのパターンに分けて考え、治療の方向性が異なります。

CASE.1

高熱が出たあと、お腹が張って苦しいです

――熱秘《ねつひ》⇒調胃承気湯《ちょういじょうきとう》エキス

「突然ガタガタ震えるほどの悪寒を感じたので、熱を測ったら、39℃もありました。頭も割れるように痛くて、布団をかぶって寝ていましたが、我慢できずに受診しました。インフルエンザではないかと思うのですが……」

Uさん（25歳）のおっしゃるとおり、調べるとたしかにインフルエンザウイルスの感染が認められました。そこで、Uさんには抗インフルエンザ薬を出し、水分をたくさん飲んで、自宅で安静にしているようにお話ししました。

「先生に言われたとおり、薬を飲んで1日寝ていました。水もなるべく飲むようにしましたが、のどが渇いてしかたありませんでした。それでも熱が翌日まで持ち越して、まだ下がりません。それに寝る時に映画で観たような風景や人が見えるような気もしました。もちろん、目を開けるとパッと消えてしまいましたが……」

そう言って再来院されたUさんに、点滴治療を行い、白虎加人参湯《びゃっこかにんじんとう》エキスと調胃承気湯《ちょういじょうきとう》

エキスを処方しました。**白虎加人参湯《びゃっこかにんじんとう》は体の熱を冷まし、体をうるおす作用のあるお薬、調胃承気湯《ちょういじょうきとう》は便通をつけるお薬です。高熱のためにのどの乾きや、悪い夢見を誘うもだえ感、また、お腹がつかえたときに用いられます。**これらは点滴のなかった時代の特効薬といえるでしょう。

「熱がある患者になぜ便秘薬？」と思われるかもしれません。中国の古い医書である傷寒《しょうかん》論《ろん》には、発熱疾患の治療法として、『便を下すことによって解熱する』という記載があります。実際に臨床でも、ときどきそういう経験をします。そこでUさんに、「お腹が張ってきたら飲んでください」と言って、調胃承気湯《ちょういじょうきとう》をお渡ししたのです。

するとこれが、てきめんに効きました。再び来院されたUさんは、こうおっしゃっていました。

「あのあと家に帰っても、まだ熱が下がっていなかったので、ご飯を食べる気もしませんでした。それなのに、しだいにお腹が張ってきたのです。気分も晴れません。そういえば、ずっとトイレに行ってなかったことに気づきました。

そのとき先生から、『お腹が張ったら飲むように』と渡された漢方薬のことを思い出しました。それで、調胃承気湯《ちょういじょうきとう》エキスを指示どおりに飲んでみたのです。何回くらい飲んだか忘れましたが、そのうち便意をもよおしたので、トイレにかけこみました。それでお腹はすっきりしたのですが、驚いたことに、そのあと熱がスッと下がったのです」

調胃承気湯《ちょういじょうきとう》は大黄《だいおう》、甘草《かんぞう》に、芒硝《ぼうしょう》が入ったお薬です。大黄《だいおう》は体内の毒素と停滞物を除き、腸を整え、新陳代謝を促す作用があり、便秘のときに中心的に作用します。

芒消《ぼうしょう》は便を軟らかくする作用があり、排便をサポートします。芒硝《ぼうしょう》の成分は従来硫酸ナトリウムと考えられていましたが、奈良時代に遣唐使が中国から持ち帰り、正倉院に収められた芒硝《ぼうしょう》が硫酸《りゅうさん》マグネシウムだったことから、いまでは芒硝《ぼうしょう》は硫酸《りゅうさん》マグネシウムだと考えられています。マグネシウムは、西洋薬でも便秘に使われています。体力のある方にはこの二つの生薬が入ったお薬を積極的に用います。

Uさんには、後日談があります。翌年の冬、また同じ体験をしたのです。そのときのUさんの話をお聞きください。

「じつは今年の冬も風邪をひいて発熱し、お腹が張ってきました。そのとき、去年のことを思い出して市販の調胃承気湯《ちょういじょうきとう》エキスを飲んだら、また便がすっきり出て、熱が下がったのです。くり返し同じ体験をして、びっくりです」

CASE.2

お腹にガスがたまりやすく、キュッと痛みます

——寒秘《かんひ》⇩大建中湯《だいけんちゅうとう》エキス合小建中湯《ごうしょうけんちゅうとう》エキス、（煎じ薬）中建中湯《ちゅうけんちゅうとう》

「何年も前からお腹にガスがたまりやすく、いつもお腹が張ってしまいます。張りはお腹の右上、左上、左下付近に感じるのですが、ずっと続くのではなく、一瞬キュッとひきつれたような感じで、とても気になります。

排便の状態は、はじめに出る便が硬くて苦労しますが、その後は柔らかい便が続きます。この便秘を治せばよくなると思い、薬局で漢方の便秘薬を購入して飲んだこともありましたが、とたんに下痢になり、お腹が痛くなってしまいました。それ以来、怖くて漢方薬を飲めなくなってしまいました」

Sさん（46歳）のお腹を拝見すると、全体的に力がなく、ヒヤッとした冷感がありました。腸管が冷え、働きも低下していることがわかります。

Sさんは市販の漢方便秘薬が合わないということです。これには効果の強い大黄《だいおう》が含ま

れているので、これは不適切と考えました。**大黄《だいおう》を含まず、腸の働きを改善させて排便を促すには、大建中湯《だいけんちゅうとう》というよいお薬があります。**これをまず飲んでもらいました。このお薬には腸の血のめぐりをよくし、自然な形で排便を促す作用があります。

ところが、「これを飲んで排便があったのはよかったのですが、まだキュッとするお腹のひきつれは改善していません」――そうおっしゃるので、大建中湯《だいけんちゅうとう》エキスに小建中湯《しょうけんちゅうとう》エキスをまぜて飲んでもらうことにしました。**この組み合わせは「中建中湯《ちゅうけんちゅうとう》」という名薬で、お腹の張りやガスが目立つ場合に抜群に効きます。**

「たしかに症状は改善して、よかったです。でも、大建中湯《だいけんちゅうとう》エキスは苦みがあって、飲みにくいです」

飲みにくいのでは、薬は続きません。そこで、エキス剤から煎じ薬に変更し、大建中湯《だいけんちゅうとう》エキスに含まれている「乾姜《かんきょう》」を、煎じ薬では「乾生姜《かんしょうきょう》」に変え、量も減らしてみました。苦みの原因は、乾姜《かんきょう》のせいだと思ったからです。

乾姜《かんきょう》も乾生姜《かんしょうきょう》も同じショウガの根ですが、乾姜《かんきょう》は蒸して乾燥させたもの、乾生姜《かんしょうきょう》は生のものを乾燥させたものです。冷えを温める効果は乾姜のほうが上ですが苦みがあります。もし乾生姜にしても胃にさわるという胃腸の弱い方には、これも除いてしまいます。ちなみにスーパーで売っている生姜《しょうが》は生のショウガであり、日本の薬局方では用いることはできません。

「苦みが減って口当たりもよくなったので、ようやく漢方薬を毎日飲めるようになりました。おかげですみやかな排便が続いています。もう、この薬を手放せないです」

と、Sさんには喜んでいただきました。

冷えのある人の便秘を「寒秘《かんひ》」と言います。ガスがたまりやすいという症状も考え、腸を温めて、腸の働きを促す薬を選びました。**便秘があっても強い大黄《だいおう》が使えない方は、このように建中湯類《けんちゅうとうるい》のお薬で調和します。**

CASE.3

足の冷えとむくみと便秘があります

――寒秘《かんひ》⇒九味檳榔湯《くみびんろうとう》エキス

「中学、高校のころから、ずっと足に冷えを感じてきました。そのせいかむくみがひどく、朝起きると顔がはれぼったくて夕方には足がむくみます。ひどいときは、痛みを感じることすらあります。生理も遅れがちです。

また、便秘にもずっと悩んできました。これまで、いろんな薬を飲んできましたが、ふしぎなことに、便が出ると顔や足のむくみがすっきりするような気がするのです。そういうことがたびたびあるので、最近ではお腹が張ってくると、早く楽になりたくて自分で浣腸することもあります。でも、無理やり出すのではなく、自然のお通じをつけてむくみを治したいです」

これが、Kさん（27歳）の訴えです。舌を拝見すると縁がギザギザしていて、水毒《すいどく》がありました。体内に水分が多いことを示すサインです。お腹にはお血を知らせる血の塊サインがあり、たしかに頑固な便秘がありそうです。便が出るとむくみが取れることからも、Kさんの冷え症は、慢性便秘や、水毒、お血が関係していそうです。

そこでKさんには、九味檳榔湯《くみびんろうとう》エキスを処方しました。**この薬には逐水《ちくすい》といって、体内にうっ滞しているこり固まった血液を尿と便で外に排出する作用があります。**Kさんは便秘が強いため、まずこの水毒と便秘の専門薬から試してみました。これで体のゆがみも修正されると思います。

お血のお腹

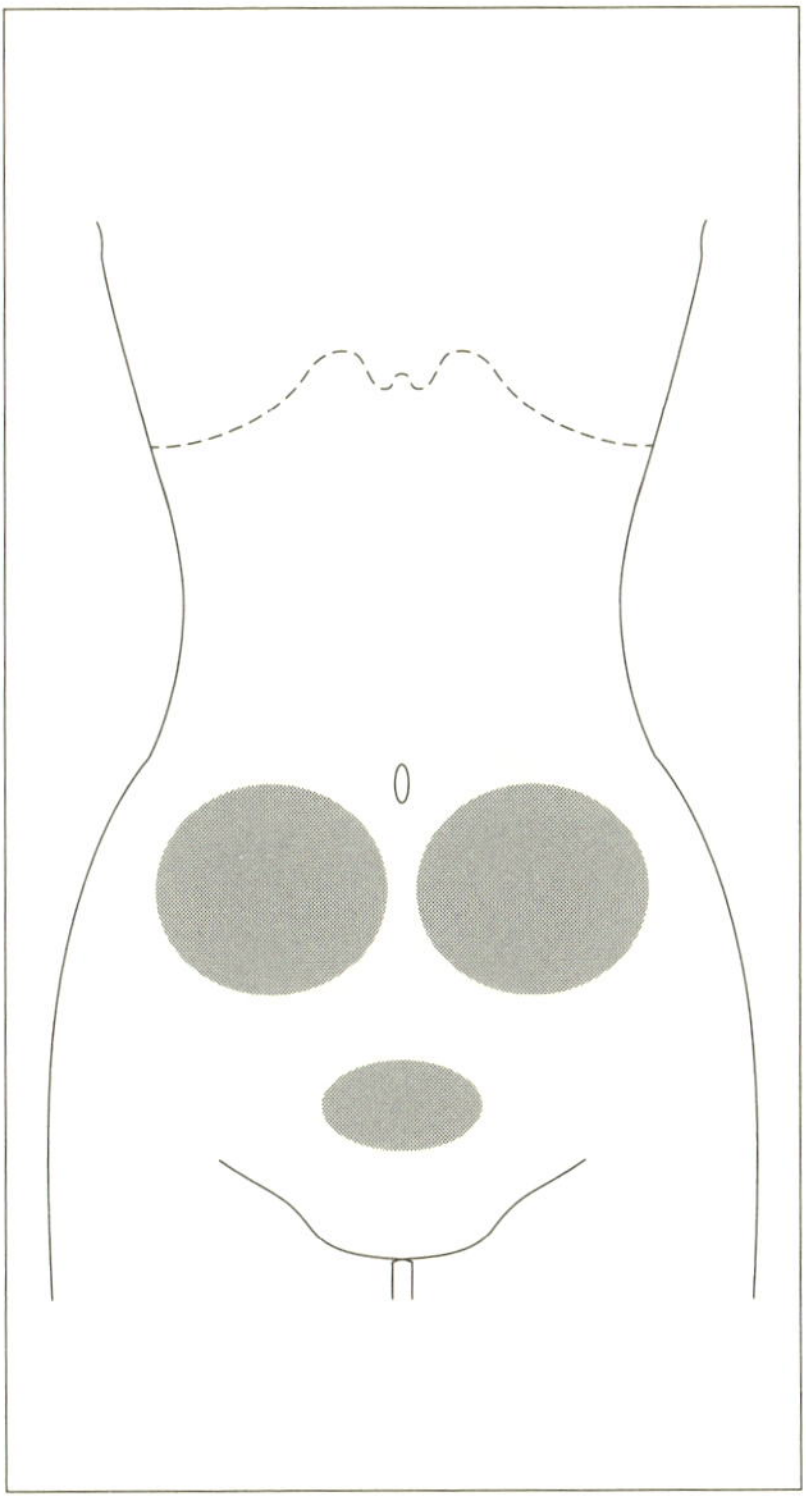

左右臍の脇に血液の圧痛を触れます。あるいは下腹部全体に軽い抵抗が感じることができます。これらがお血のサインであり、骨盤の中に古い血液がたまっていることを示します。

CASE. 4

頑固な便秘に薬も効かなくなりました

——燥秘《そうひ》⇒麻子仁丸《ましにんがん》エキス、潤腸湯《じゅんちょうとう》エキス

「10年以上も前からしぶとい便秘があり、別の診療所で薬をもらって飲んでいます。以前大腸内視鏡検査を受けて、腸が長いと言われたことがあります。便秘薬は、はじめは1錠で効いていたのですが、だんだん効果が薄くなってきました。そのため自分で増やして飲んでいましたが、最近はそれでも効果がありません。

便が出ないため、いつもお腹が張っているようで、食欲も落ちてしまいました。その診療所で便秘薬を追加してもらったり、他の薬に変えてもらったりしましたが、かなり力んでも、いつも兎の糞のようなコロコロ便が少し出るだけです。お通じが滞ると、やっぱり気持ちが晴れません」

Nさん（80歳）のお腹を拝見すると、お腹の皮膚全体がカサカサし、水分不足の印象を受けました。下腹は硬く、たしかに頑固な便秘があるようです。便秘薬の長期使用と乱用

によって、さらに排便障害が起きてしまったのでしょう。

頑固な便秘といっても、Nさんの年齢や体力を考えると、大黄《だいおう》がたくさん入っている攻撃型の強い薬（攻下剤《こうげざい》）は不安です。そこで、便や腸にうるおいをもたらす潤下剤《じゅんげざい》を選びました。**これには大黄《だいおう》も含まれるのですが、乾燥した便を緩やかにうるおいをつけるために麻子仁《ましにん》、桃仁《とうにん》などの生薬が中心に働きます。**はじめは、代表的なお薬、麻子仁丸《ましにんがん》エキスを飲んでもらいました。

「お通じはつくようになりましたが、まだ排便時に力みがいります」というNさんの反応でしたので、腸に「血」をめぐらせ、便にうるおいをつける作用のある潤腸湯《じゅんちょうとう》エキスに変えました。これはNさんに合ったようです。「力まなくても、気持ちよく排便できるようになりました。おかげで痔も治ったんですよ。もうトイレが怖くなくなりました」そう喜んでいただきましたが、長年のがんこな便秘なので、以来継続して飲んでいただいています。

このように、高齢の方の乾燥便（燥秘《そうひ》）には、麻子仁丸《ましにんがん》や潤腸湯《じゅんちょうとう》が副作用が少なく安全です。

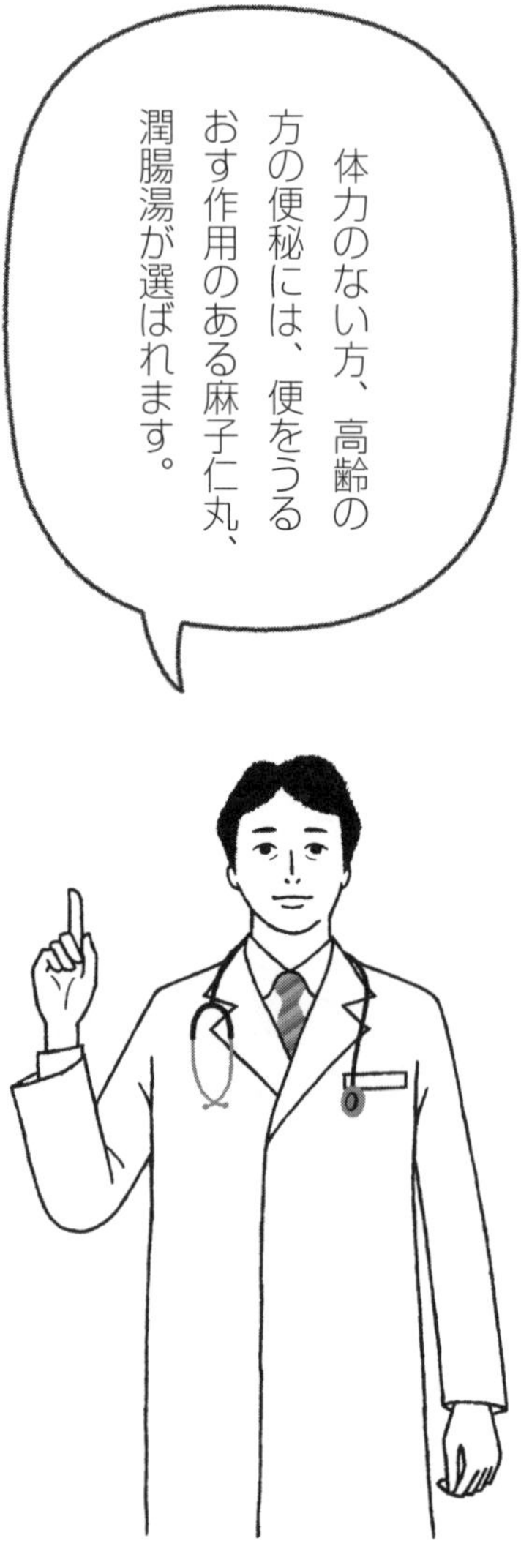
体力のない方、高齢の方の便秘には、便をうるおす作用のある麻子仁丸、潤腸湯が選ばれます。

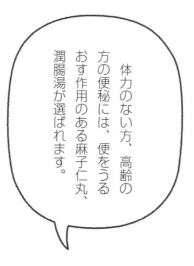

CASE.5

うつ病を再発し、そのせいか便秘気味に

——気秘《きひ》（気虚《ききょ》、気うつ）⇩大承気湯《だいじょうきとう》エキス

「あの大地震を経験してから、『また来たらどうしよう』と、不安に駆られるようになりました。考えすぎてしまい、夜も眠れないことがあります。十分睡眠が取れていないせいか、最近家事をする気もしません。生活の中に何も楽しみを見つけ出せないのです。じつは数年前にうつ病と診断され、治療を受けていた時期があります。何年か薬を飲んで体調がよくなったため、その後、薬はやめました。先生、またうつ病が再発したのでしょうか」

残念ながらそのようで、Oさん（65歳）は大うつ病の発症が疑われました。精神科の受診もすすめましたが、「新しい先生との相性が心配なので、しばらくここで診てほしい」という強い要望を受け、治療を行うことにしました。うつ病の治療には、抗うつ薬や不安薬を投与しました。

「先生にうつ病の再発ではないかと言われたときは、がっかりしてしまいました。でも、しかたがないので、抗うつ薬を飲み始めました。はじめは、薬の量が増えるたびに不安になったり、なかなかよくならないことにいらだちを感じて先生に強く当たったこともあります。きっと、気持ちに余裕がなかったせいだと思います。そのたびに先生から、『必ずよくなります。でも、時間がかかりますから、根気よく続けましょうね』と励ましていただきました。

抗うつ剤を飲むようになってからずっと気になっていたのは、3日も4日も便が出ない日があることとです。しかも便が出ても、細く、切れ切れです。これは抗うつ薬の副作用でしょうか。また、何日お通じがないと、便秘と言うのでしょうか。お腹が張っているせいで、体重も増えてしまいました」

お腹を見せていただくと、へその周囲に張りが感じられます。西洋医学的には、便秘は抗うつ薬の影響とも考えられますが、漢方では気の滞りによる気秘《きひ》ではないかと考えられます。**気秘《きひ》の場合、切れ切れの細い便が特徴で、排便しても快便感がありません。そこで、**

精神面を一緒に改善させる攻下剤として、大承気湯《だいじょうきとう》エキスを選びました。

急性のうつ病反応があるときは、お腹に便がたまる症状が見られることがあり、承気湯《じょうきとう》類を用います。

承気《じょうき》とは、気をめぐらすという意味です。承気湯類《じょうきとうるい》には、厚朴《こうぼく》、枳実《きじつ》といった生薬が入っており、「気」を晴らす作用があります。これを大いに利用してうつを改善させます。

また、大黄《だいおう》は単なる下剤ではなく、うつの早期には「気」のめぐりが悪くなる症状が目立つため、強力に精神を安定させます。そのため、大承気湯《だいじょうきとう》、小承気湯《しょうじょうきとう》は、急性のうつ病治療には欠かすことのできないお薬といえます。

Oさんは、うつ病が改善するのに1年近くかかりましたが、しだいに生活の中に楽しさを見いだせるようになり、買い物や旅行もできるようになりました。便秘からもすっかり開放され、薬を内服しなくても自然な排便習慣がついているそうです。

CASE.6

長いうつ病で、便秘も悪化しています

――気秘《きひ》（気うつ）⇒通導散《つうどうさん》エキス

「8年以上前から、心療内科でうつ病の治療を受けています。抗うつ薬を飲んでいるので、ふだん精神面は落ち着いていますが、秋から冬にかけての季節の変わり目は、やはりうつ病が悪化してしまいます。そのため薬の量も増えてしまい、心の薬だけでも10種類飲んでいます。

うつ病が悪化すると、便秘もひどくなります。そのせいで数年前から痔になってしまい、便秘の薬を手放せなくなりました。2年前に痔の手術を受けてからも、排便時に強くいきむと出血しやすく、いまでも2～3種類の便秘薬を服用しています。この8年間、気持ちは晴れたり、曇ったりです」

Aさん（72歳）は、経過の長いうつ病と、数種類の便秘の薬を飲んでも改善しない便通障害がありました。お腹を見ると、お腹の張りと血液の滞りを示すお血のサインが右腹部に触れました。痔核《じかく》は、血液の溜まりそのものであり、まさにお血の症状といっていいでしょう。またお話から、季節の変わり目はふさぎ込むことが多く、気持ちの滞りのある気滞を感じました。

このように、気と血のゆがみのあるAさんには、気秘《きひ》と強いお血に対する薬である通導《つうどう》散《さん》エキスを処方しました。

Aさんの場合、**うつ病の経過が長く、これが慢性病としてわざわいした結果、頑固な便秘や痔核などのお血が目立っていたため、通導散《つうどうさん》を選んでいます**。じつはうつ病の比較的早い時期には「気」の異常が目立つのですが、時間の経過とともに「血」の異常が混在するようになります。これにも厚朴《こうぼく》、枳実《きじつ》、大黄《だいおう》が含まれているため、もちろんうつ病のお腹の張った症状が改善します。しかし最大の特徴は大承気湯《だいじょうきとう》よりも「気」「血」のゆがみに対ししっかり作用することです。

これを飲んでいると調子がよいそうで、西洋薬の便秘薬はやめたそうです。途中で潤《じゅん》腸湯《ちょうとう》のような潤下剤に変更したこともありましたが、お腹のつかえ感がとれなかったようです。現在もこの薬と抗うつ剤を併用していますが、通導散《つうどうさん》を内服していたら抗うつ剤が減らせたと、今は喜んでおられます。

東西医学の便秘のとらえ方

慢性便秘は、西洋医学では腸の働きが低下して起きる「弛緩性便秘《しかんせいべんぴ》」、腸の緊張が強い「痙攣性便秘《けいれんせいべんぴ》」、直腸での排便反射に異常のある「直腸型便秘《ちょくちょうがたべんぴ》」の三つに分けています。これらの便秘に対して、西洋薬は便通をつけることだけを目的に処方されます。

漢方薬はそれとは対照的に、原因のゆがみにさかのぼって便秘を解決しようと考えます。そのために、便秘や便秘薬を次の四つのパターンに分けて考えます。

❶熱秘《ねつひ》……高熱が出たときに起きる便通障害のことです。強い炎症によって体の水分が足りなくなったり、腸に炎症が及んで腸管麻痺《まひ》が生じたことが原因になります。排便できてもお腹に便が残ってしまうため、「まだ腸がすっきりしない」という渋り感を訴える方もいます。

❷寒秘《かんひ》……腸管が冷えてしまい、本来の腸の働きが低下して起きる便秘のことです。腸の

冷え症と考えると、わかりやすいでしょう。

❸燥秘《そうひ》……忙しくてなかなかトイレに行けず、排便習慣が乱れてしまった方に多く見られる便通障害です。必要以上に腸の水分が吸収されてしまい、便が硬くなって起きます。また、高熱、脱水の時の便秘も含まれます。

❹気秘《きひ》……自律神経の失調によって、腸管の蠕動《ぜんどう》運動が停滞して起きる便通障害です。腸はもともと自律神経の影響を受けやすいため、緊張感が強くなるとそれが腸に伝わり、異常信号を発します。排便しても快適さに欠け、切れ切れの細い便が出たり、下痢と便秘が交互にくり返されたりします。日常の精神的ストレスや、うつ状態（気うつ）の方によく見受けられます。

また、長患いなどで気力や体力の低下した方（気虚《ききょ》）の便通障害も気秘《きひ》に含まれます。腸がだらりと弛緩してしまい、排便にはかなりの力が必要ですが、うまく力が入りません。これを「努力性排便」といいます。一方、便の先端は固くなり、後に続く便が軟らかくなることもあります。これを「先硬後軟の便」といいます。

しかし、実際はこのようにきっちり四つに分類されることは少なく、状況によって次のようにいくつかのパターンが重なることもしばしばです。それは便秘の方は経過が長いため、さまざまな要素が絡んでいるからです。また、それぞれ部分的に便秘の成り立ちが似ていることも関係しています。便秘が複雑化すると、治療もむずかしくなります。

＊「熱秘《ねつひ》」＋「寒秘《かんひ》」……………寒熱の区別がつかない場合
＊「熱秘《ねつひ》」＋「燥秘《そうひ》」……………発熱、脱水したあとの便秘
＊「燥秘《そうひ》」＋「気秘《きひ》」……………発熱消耗性疾患後の疲労と気力の減退
＊「寒秘《かんひ》」＋「気秘《きひ》」＋「燥秘《そうひ》」……冷え症や慢性的胃腸不良とストレス

便秘は毒素が体内にたまった状態

現代のように検査ができなかった古い時代、体の不調は毒素によってもたらされると考えられていました。この毒素を「結毒《けつどく》」といい、結毒がたまった状態を「秘結《ひけつ》」といいま

す。便秘の「秘」は、ここから来ています。便についての考え方は、西洋医学と東洋医学では大きく異なります。西洋医学では食べ物のカスとして考えますが、漢方ではもう少し広い概念でとらえます。つまり、正常な排便行為は、気をめぐらせることであり、お血を改善させ、毒素を除き、精神を安定させることです。そのため、不調に対する治療の一つとして、毒素を体外に出す排便が重視されました。

その代表的な生薬が、「大黄《だいおう》」です。病気のもととなる諸毒を排出する薬として、昔からよく使われてきました。将軍湯《しょうぐんとう》というこの生薬一つでできている薬もあったくらいです。最近ではこの大黄《だいおう》に、さまざまな効能が確認されていますが、昔の人は経験的にそれを知り、便秘以外の症状にも積極的に応用してきたのです。

このように天然物から作った生薬には、一つの作用だけでなく、多様な作用があります。それを複数組み合わせた漢方薬は、それぞれの生薬の相乗的作用や、逆に相殺的な作用で、じつに複雑な効能をもたらします。その複雑さは、人間の体にも当てはまります。

便通障害といっても、便秘だけを訴える方は西洋薬の下剤で対処してよいでしょう。しかし、のぼせ、不眠、不安などの精神面の悩みや、生理、更年期の症状の悩み、あるいは高血圧や糖尿病など生活習慣病などがあれば、漢方薬では、一緒に解決することが期待できます。単一成分でできている西洋薬の下剤とは、成り立ちも考え方も違うのです。

体力に応じて薬を使い分ける、便秘に効く漢方処方

排便を促す生薬には、大黄《だいおう》のほかに芒消《ぼうしょう》、麻子仁《ましにん》、杏仁《きょうにん》、桃仁《とうにん》、栝楼仁《かろうにん》、檳榔子《びんろうじ》、十薬《じゅうやく》などがあります。これらの生薬には腸や便をうるおす瀉下作用があり、大黄《だいおう》とこれらの生薬を組み合わせて便秘薬を処方します。

処方の際に大事なことは、患者さんの体力をまず判断することです。便秘には大きく二通りのタイプがあって、食べ過ぎてそれを出さなければいけないタイプの便秘と、お腹の冷えで腸の働きが悪くなっているタイプの便秘です。前者は体力のある方、後者は体力のない方に多い便秘です。この体力の違いによって、お薬を使い分けます。

西洋薬でも、体力や体格などに応じて薬を1錠にしたり、半錠にすることはありますが、漢方薬での使い分けは、単に量の加減ではなく、体格・体力の差によって、全く異なるお薬が用意されているのです。

便秘の漢方薬

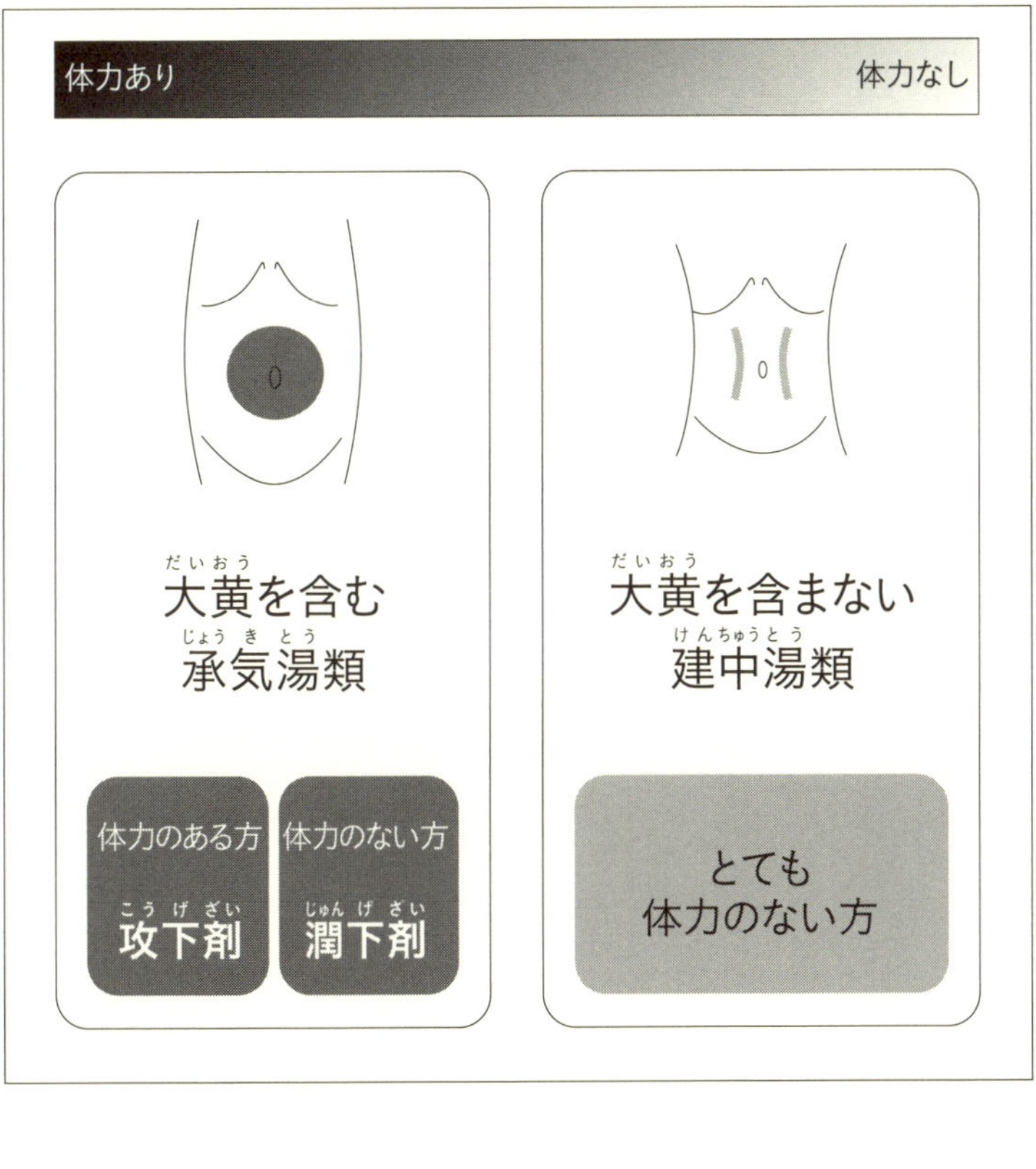

「体力のある方」には、便秘の生薬「大黄」をしっかり意識したお薬が選ばれます。果敢に排便を促す、攻撃型のお薬である攻下剤を用います。

「体力のない方」には腸や便をうるおす生薬が混ざる潤下剤を用います。しかし、「とても体力のない方」には「大黄」を含まない、建中湯類を用います。

図のように、体力のある方には大黄剤《だいおうざい》を用いますが、その中でも体力に応じて薬が違います。大黄を使えないような体力のない方には、それを含まない建中湯類《けんちゅうとうるい》を用います。

体力のある人の大黄剤《だいおうざい》(攻下剤《こうげざい》)

「体力のある人」とは、体格がよく、エネルギッシュで、病気に対する抵抗力のある人です。こういう方の便秘は、食べ過ぎて体内に熱がこもり、便を出せないというような便秘です。したがって、便秘の代表的な生薬である「大黄《だいおう》」の効果をしっかり意識した漢方薬を処方します。

もともと、大黄は効果が峻烈《しゅんれつ》なため「将軍」と呼ばれました。その薬に甘草《かんぞう》という生薬を加えた大黄甘草湯《だいおうかんぞうとう》が便秘薬の基本になります。

そこから、いろいろな生薬が加わって承気湯類《じょうきとうるい》の漢方薬が発展していきました。その中で、果敢に排便を促す作用をもつ攻撃型の下剤が、体力のある方に用いられます。これを攻下剤といいます。

攻下剤《こうげざい》の発展処方

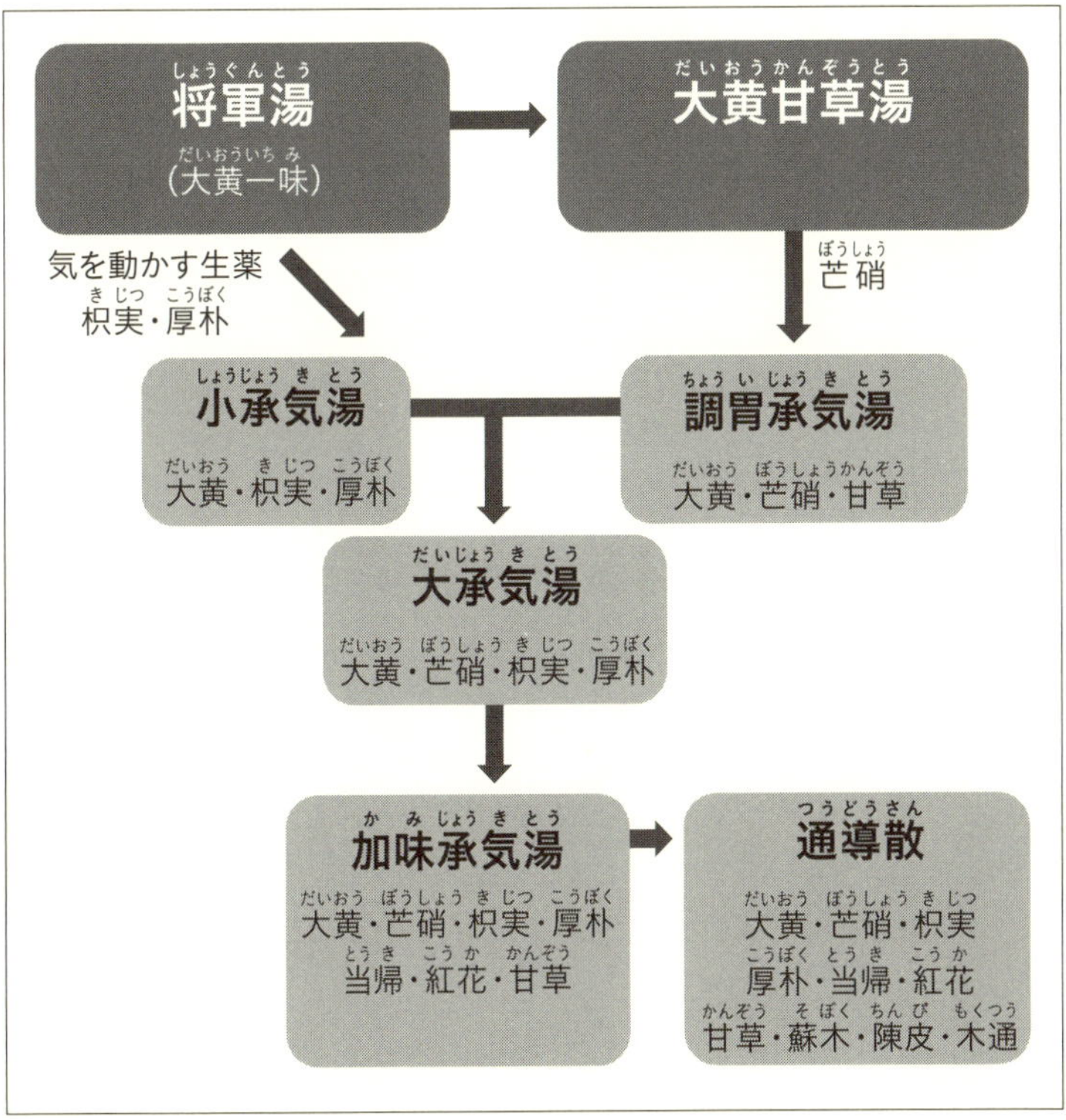

攻下剤は将軍湯に「甘草」という生薬を加えた大黄甘草湯というお薬が基本です。これに「芒硝」を加え効果を増した調胃承気湯があります。また、「気」のめぐりを改善させるために大承気湯、小承気湯が、「気」と「血」のめぐりを改善させるために加味承気湯をへて通導散が発展しました。

体力のない人の大黄剤《だいおうざい》（潤下剤《じゅんげざい》）と建中湯類《けんちゅうとうるい》

ここまでくり返し述べてきたように、虚弱で弱々しい「やや体力のない方」に攻下剤を処方すると、お腹が痛くなってしまいます。そういう方には、腸や便をうるおしながら排便する下剤（潤下剤《じゅんげざい》）を処方します。

図でおわかりの通り、潤下剤も大黄甘草湯《だいおうかんぞうとう》から発展し、それに、麻子仁《ましにん》、杏仁《きょうにん》、桃仁《とうにん》など便を柔らかくする生薬や、当帰《とうき》、地黄《じおう》のような体にうるおいをもたらす生薬がふんだんに用いられています。

さらに「とても体力のない方」は、これらの大黄《だいおう》を含む薬は使えません。その場合は穏やかな建中湯《けんちゅうとう》で調整を行います。建中湯類《けんちゅうとうるい》は、冷えてお腹がふくらみ、痛みのある方のお薬です。

漢方薬はこのように、体力のある方から体力のない方まで、長期間にわたって安心してお薬を飲めるように配慮されています。

潤下剤《じゅんげざい》の発展処方

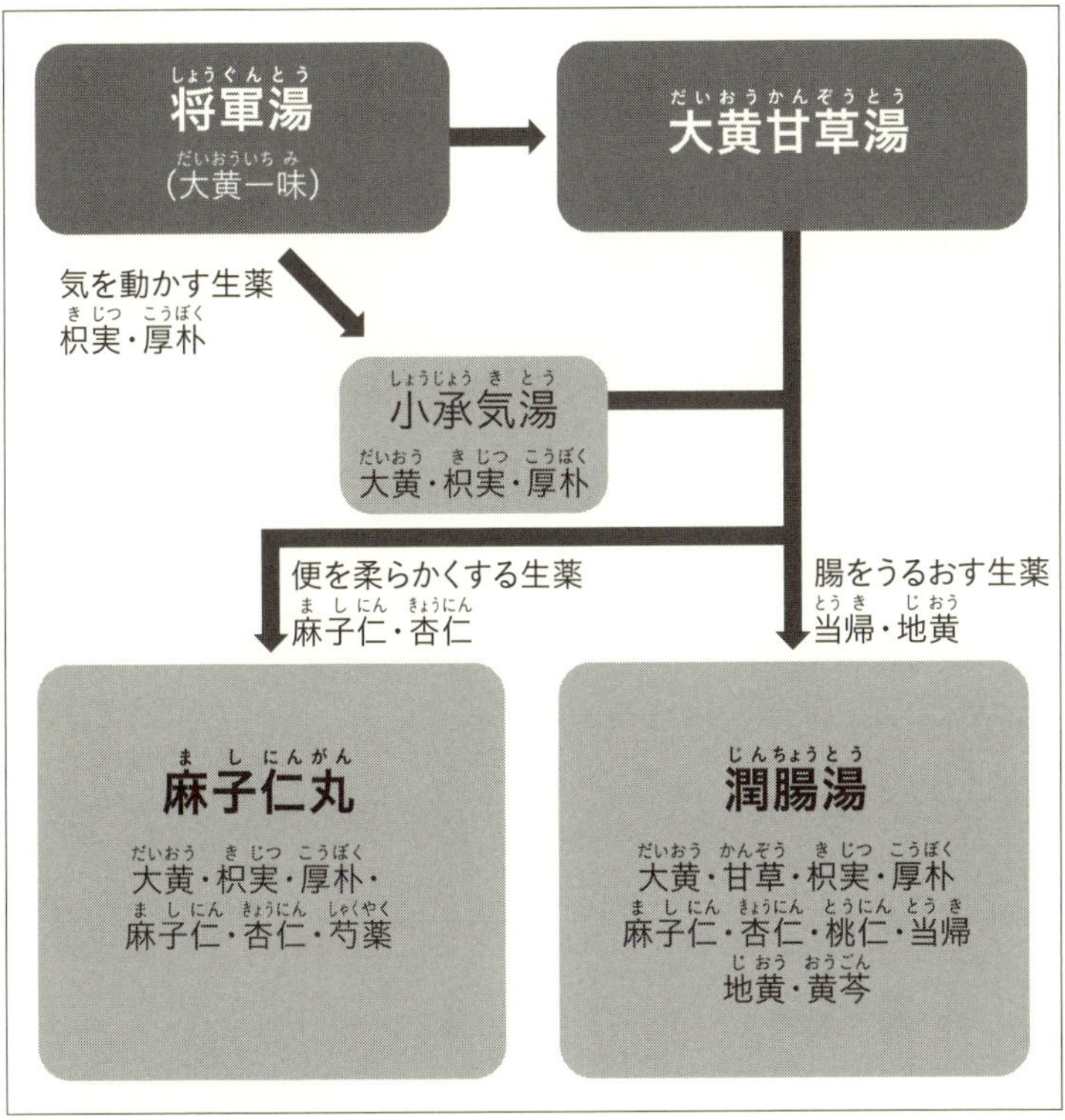

大黄甘草湯に「麻子仁、杏仁、桃仁」などの便を柔らかくする成分や、「当帰、地黄」などの体にうるおいをもたらす生薬が加わり、麻子仁丸や潤腸湯が発展しました。潤腸湯のほうがより穏やかに作用します。

Column

エキス剤と煎じ薬

エキス剤とは「お湯に溶かすだけで飲める顆粒の漢方薬」のことです。漢方薬メーカーから提供され、保存や持ち運びに便利、においも抑えられています。この形態のお薬は我が国オリジナルのものであり、日本中どこの医療機関でも処方してもらえます。

一方煎じ薬は、「生の生薬を水で煮だして成分を浸み出させた漢方薬」のことで、お茶をやかんで沸かすようなものです。効果はエキス剤よりも期待できますが、準備に若干の手間と時間を要します。

それぞれ、エキス剤はインスタントコーヒーの、煎じ薬は豆からひくこだわりコーヒーのイメージといえるでしょう。

煎じ薬は専門的な医療機関で処方してもらえますが、自費での扱いも多く、受診前に確認が必要です。ちなみに当院はこれらをすべて健康保険で扱っています。

エキス剤のパッケージ

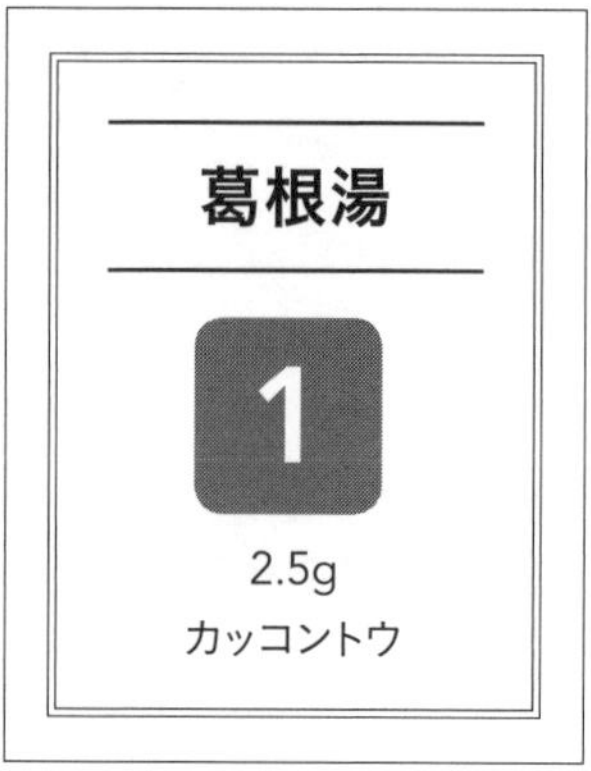

煎じ薬の生薬

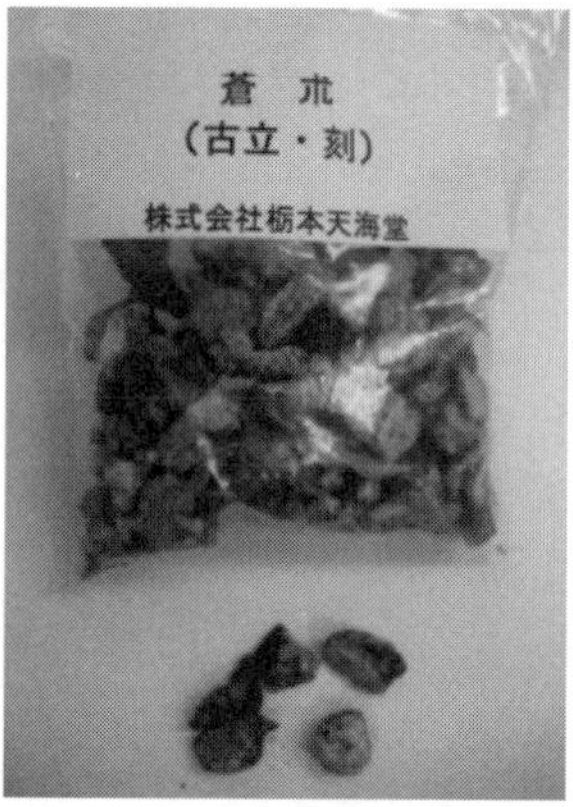

煎じ薬の作り方

1 1日分の薬袋の封を切ります。

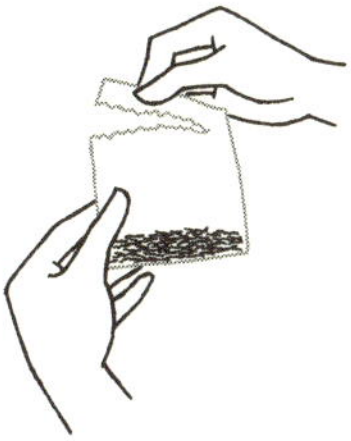

2 1日分を袋から出し、土瓶、ホウロウ鍋、耐熱ガラス鍋などに入れます。

※煎じ薬はタンニンを含有するものが多く、鉄、銅、アルミ製の鍋は化学変化を起こす場合があるので避けてください。

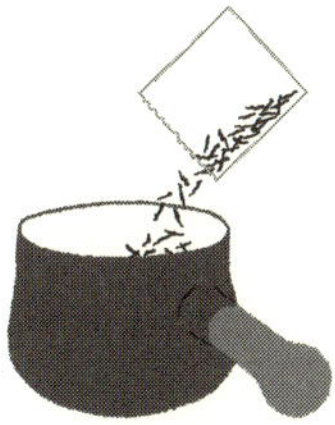

3 コップ3杯（約600㎖）の水を入れ、とろ火で約40分煎じます。水の量がちょうど半分になります。

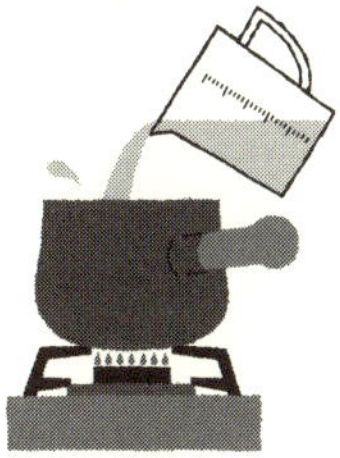

4 煎じ終わったら、すぐにこしきで漉します。

※1日2回または3回に分けて服用します。

※煎じた薬は冷蔵庫で保存し、温めてからお飲みください。

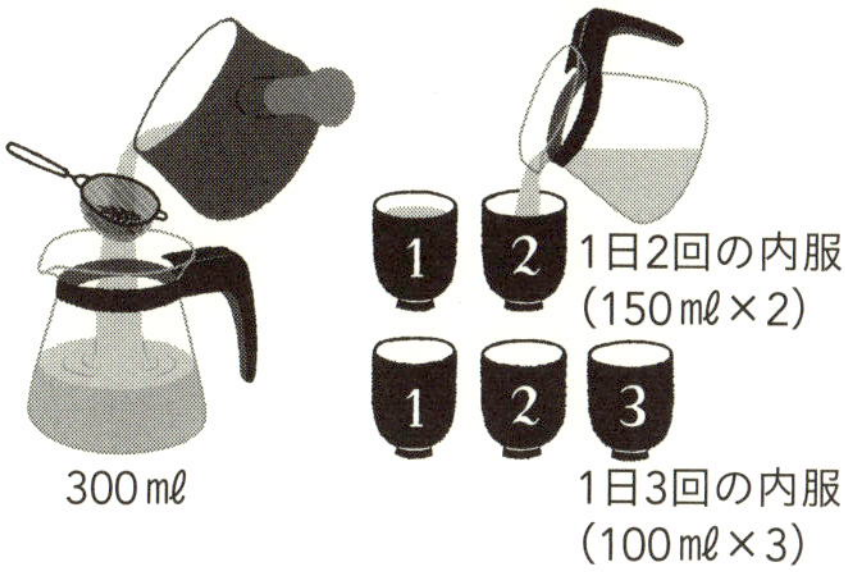

エピローグ——西洋医学と漢方医学を融合

私の漢方医学との出会い

私はいま、西洋医学の医療と漢方医療を同時に行っていますが、もともと私がめざしたのは、西洋医学の医師として一人前になることでした。ですからほかの医師と同じように、西洋医学一筋で勉強してきました。

漢方医学との出会いは、医学生時代、東洋医学のセミナーに1年間参加したことに始まります。そのとき、東洋医学は西洋医学とは違うけれど、実に成熟した医学だと、深く感銘を受けたことを覚えています。しかし当時は西洋医学もままならぬ学生であったため、別の医学を受け入れる余裕がありませんでした。卒業したその後もしばらくは西洋医学に没頭し取り組んでいました。

その西洋医学に限界を感じたことが、転機になりました。多くの患者さんを診ていると、どうしても一般の治療だけでは対応できない患者さんがいらっしゃいます。どんなに勉強しても、「治せない病気」がつねにあったのです。

そんなときに思い出したのが、東洋医学です。西洋医学で解決できない領域を、東洋医学で埋められないだろうか。そんな思いから、大学病院に勤務するかたわら、本格的に漢方の勉強を始めました。

私が門下生として入門したのは、日本最古の漢方診療所「金匱《きんき》会《かい》診療所」でした。古方派という伝統的な漢方医学を継承する診療所で、漢方の復権に尽力した故・大塚敬節先生が開設されたものです。

そこでは今も山田光胤先生や山田享弘先生ら高名な方々が、ハイレベルな技術で治療に当たっておられます。また小根山隆祥先生や針ヶ谷哲也先生という経験豊富なプロの薬剤師の方々が、高品質の生薬を維持しておられます。私はそこで、漢方独特な診療法や処方に触れさせていただきました。私は漢方専門医となった今でも、師のもとで研鑽を積ませていただいています。

私が漢方医療を行う理由

しかし、私の日常診療は漢方医療だけではありません。基本は、やはり西洋医学です。当院は、糖尿病、心臓・高血圧、呼吸器、腎臓病、認知症の患者さんも多く、疾患によっては、西洋医学の治療が確立しているものもあります。西洋医学の治療は画一的ですが、そのぶん標準化されていて、保険証一枚でどこでも同じレベルの治療が受けられるというメリットがあります。ですから、西洋医学の治療は基本であり、これをはずすわけにはいきません。

一方で、検査をしても原因がわからず、病名のつかない症状に苦しんでいる患者さんがたくさんおられるのも事実です。人間の体は複雑で、患者さんの病態はつねに不確定です。その中には、病名をつける西洋医学のはんちゅうに入らない方もいて、西洋医学ではなす術もありません。そういう患者さんたちにとって、まさに福音となるのが漢方だと、私は考えています。

とくに女性に多い不定愁訴や更年期のように、一般薬でうまく対処できない症状には、漢方薬が有効です。

これらの愁訴は、体内で起きている「ゆがみ」そのもので、西洋医学的な考え方ではとらえきれません。また、薬の副作用を緩和したり、薬漬けにならないように患者さんをバックアップするためにも、漢方の力は不可欠です。

一階は西洋医学、二階は漢方医学。これが、私が考えている診療です。つまり治療の土台は現代医学である西洋医学を敷き、対応できないときは、漢方医学の知恵を借ります。私は、そのスタイルで日々の治療にあたっています。

二つの医療は、私の中では同等です。十分な研鑽を重ねてきた西洋医学で病気を診るのは当たり前のことです。

しかし一方で漢方医学には、西洋医学にはない深い知恵が詰まっています。西洋医学と東洋医学という異なる二つの眼で、患者さんの全身（病態）を診る。それが実際の治療ではとても役立つのです。（これらの詳細は書籍『東洋医学を極めた！　漢方の名医９人』（現代書林刊）に詳細を述べさせていただきました）

西洋医学と漢方医学を融合・併用するということ

一般の医師が漢方薬を使うときに陥りがちな過ちは、西洋医学の目で漢方薬を見てしまうことです。たとえば、咳が止まらない患者さんには、咳止めの薬を出します。

ところが、いくら薬を出してもよくならないとき、漢方薬を咳止め薬として出してしまうのです。しかしそれでは、西洋医学の延長として漢方医学があるということです。これでは両医学を融合させたとはいえません。また逆に一つか二つ漢方薬を処方して行きづまったとき、結局一般的な咳止めの薬にもどる。これも併用したことにはなりません。

なぜ咳が出るのか、そこにはどういうゆがみがあるのか。東洋医学のものさしで考え、漢方薬だけでも治せる、それが技術です。ただ咳に効く薬を出せばいいというものではありません。

しかしそこまで行くには、漢方に対しても西洋医学と同じように、専門的な知識の積み重ねがなければなりません。西洋医学であれ漢方医学であれ、効果をきっちり出すためには高度なレベルの知識や経験が必要だということです。

その上で、両方の医療のよさを取り入れる。それが、私がめざしている融合医療です。日本語も英語もネイティブで話せるようなバイリンガル。あるいは、左右どちらの打席でも同じように打てるスイッチヒッター。そんな具合に、東西医学を使いこなしたいと思っています。

本格漢方医療の立ち上げまで

最近は漢方エキス剤の普及により、エキス剤を使用する医師が増え、本来の煎じ漢方のよさが見落とされる傾向にあります。エキス剤は、医師であればだれでも処方できますが、煎じ薬はそういうわけにはいきません。たとえ漢方専門医でも、あるいは「漢方内科」の看板がかかっていても、これを処方できない先生は大勢いらっしゃいます。

煎じ薬を処方するには、生薬一つひとつの性質や、組み合わせたときの効果・効能などをよく知らなければなりません。また、生薬は産地や栽培年数によって植物の色や成分、効能などに違いがありますから、よい生薬を見分ける目も必要です。煎じ薬は、指導医のいる専門機関で研鑽を積み、そういう知識の備わった医師だけが、プロとして処方できるのです。

漢方薬の効き目は、生薬の質に左右されます。どんなに適切な処方でも、肝心の生薬の質が悪ければ、薬の効き目も半減してしまいます。ですから生薬を購入するときは、漢方薬メーカーに産地や栽培年数、生薬の切り出し方などを指定して注文します。そのため同じように煎じ漢方を扱っている医療機関でも、生薬の選択に各先生の経験や考え方が反映されるため、全然違う漢方医療ができあがっています。

届いた生薬の色や匂いや形状を見て生薬の質が判断できるようになるまでには、やはり何年にもわたる経験が必要です。私も端くれとして、できる限り質のよい対応ができるよう努めています。そのために中国や日本の漢方古典にある名医の処方からもヒントを得るよう心がけています。

私がクリニックを開業した当初お付き合いさせていただいていた調剤薬局では、漢方薬の取り扱いは、エキス剤のみと限定されていました。その中でも少しでも効果のある漢方医療を目指し、複数のエキス剤や生薬末を組みあわせて工夫し、煎じ薬に似せたお薬を提供していました。そのとき経験した色々な検討と模索は今でも役に立っています。

数年経ち、今お付き合いしている薬局では、煎じ薬での対応に協力していただけています。しかしその立ち上げはゼロからのスタートでした。対応して下さる漢方生薬メーカーを探し、生薬の仕入れ交渉をし、一歩一歩「本格漢方」を充実させてきました。

その間、私をサポートしてくれたのが、当院のスタッフ、薬局の薬剤師さん、漢方薬メーカーの方たち、薬の卸の方たちで、チームとして助け合っています。今、私はこれらの方たちの多大な協力に感謝をしている毎日です。

おわりに

ところで皆さん、医師の頭の中を想像したことがありますか。じつはたくさんの〝ひきだし〟があり、それまでにふれあってきた「患者さんの顔と声、それぞれの病気と経過、治療の取り組みと結果」の記憶がいっぱいつまっています。そして新たな患者さんにのぞむとき、その〝ひきだし〟を引っぱり出し、いろいろ照らしあわせながら診療をすすめています。その〝ひきだし〟の数がいわば経験の違いといえます。

漢方は「この数値だから、治療はこれ」と画一的に決める西洋医学とは異なります。そのため薬の選択に悩むこともあります。この世界は「漢方術」といわれるように、古い時代の名医達の言い伝えや自身の経験でつちかった〝感覚〟を頼りに、あれこれ工夫しながら診療にあたるものです。〝感覚〟は、教えてもらって身につくものではなく、スポーツ選手が何千回も素振りをして体で覚える様子と似ています。その分、これを理屈で表現し伝えることが難しくなります。

私は「人の命を救いたい、悩みにこたえたい」と意気揚々この道を歩み、ちょうど20年になります。医師になりたてのころは、バリバリの西洋医を思い描いていたのに、今は東洋医学にも足を踏み入れ、〝ひきだし〟をもっとふやそうと取り組んでいることに自分でも驚いています。でもこのあたりでそろそろ自分の漢方の〝感覚〟についてまとめてみようと思い、本書を執筆するきっかけとなりました。

そこでいざカルテを見返してみると、「私の胸を象が踏みつけた」「背中に氷の板が張り付いた」など、患者さんたちの〝すさまじいゆがみ症状〟と〝愉快な名言〟が宝の山のようにあふれていることに気がつきました。そしてそれらを書き集めてみたのですが、勢いあまり膨大な量になってしまいました。

どう整理しようかと思案の上、漢方の「気血水」の考え方で分別することを思いつき、今回は多くの女性が悩む「冷え症」について「水」を意識してまとめてみました。なお、第3章以降の「胃腸が弱くて太れない方に」「便秘、お腹の張り、ガスに困っている方に」の章は、冷えや「水」に関連したものばかりではありませんが、参考にしていただければと思いこれを残しています。

さてその他の「気」「血」については……。

機会があれば――女性の悩みにやさしい漢方――として、お披露目させていただきたいと思っています。

それでは、貴女が漢方によって体の中から美しくなり、幸せになれますように。

最後になりましたが、私が今日まで漢方医療に携わる医師として活動を続けてこられたのは、上村雅彦《うえむらまさひこ》氏（㈱ツムラ医薬営業本部漢方推進部部長）、森浩《もりひろし》氏（同千葉第二営業所）からいただけた心ある御助言のおかげであり、この場を借りて御礼を申し上げる次第です。

また本書を出版するにあたり、お力添えいただきました石川恵美子氏、大野雅代氏、相根正則氏（現代書林）の皆様に心より感謝申し上げます。

２０１５年１月吉日　　　　原田智浩

【著者略歴】

原田 智浩　はらだ・ともひろ　医学博士
1968年生まれ。1995年日本医科大学医学部卒業（同窓会賞受賞）。2004年東京大学医学部大学院博士課程修了（医学部総代）。日本医科大学外科では島医療、外国船船医、高度救命救急センターを経験。その後東京大学医学部第三内科、東京女子医科大学附属日本心臓血圧研究所、榊原記念病院を経て、東京大学医学部附属病院にて助教、内科指導医を務める。2008年千葉県松戸市に若葉ファミリー常盤平駅前内科クリニックを開院。

本格漢方は、大学病院に勤務するかたわら、漢方専門診療所「金匱会診療所」にて学ぶ。数々の漢方講演と東洋と西洋の両医学を駆使した幅広い医療を実践し、全国各地から患者さんが訪れる。

日本内科学会認定総合内科専門医、日本東洋医学会認定漢方専門医、日本循環器学会認定循環器専門医。

【若葉ファミリー常盤平駅前内科クリニック】
http://www.tokiwadaira-clinic.jp/

冷《ひ》え症《しょう》を治《なお》す！
女性《じょせい》の悩《なや》みにやさしい漢方《かんぽう》

2015年2月17日　初版第1刷

著　者 ―――― 原田智浩《はらだともひろ》
発行者 ―――― 坂本桂一
発行所 ―――― 現代書林
〒162-0053　東京都新宿区原町3-61　桂ビル
TEL03(3205)8384　振替00140-7-42905
http://www.gendaishorin.co.jp/
カバー・本文デザイン・図表作成 ―― 望月昭秀+境田真奈美(NILSON)
カバー・本文イラスト ―― 原田マサミ

印刷・製本：広研印刷(株)
乱丁・落丁本はお取り替えいたします。

定価はカバーに
表示してあります。

ISBN978-4-7745-1507-6　C0047